COLLANA MEDICO-PSICO-PEDAGOGICA

a cura di Stefano Vicari

Mauro Polacco

PSICOTERAPIA QUASI SENZA PAROLE

Le relazioni di aiuto e le neuroscienze

ARMANDO
EDITORE

POLACCO, Mauro
Psicoterapia quasi senza parole. le relazioni di aiuto e le neuroscienze ;
Roma : Armando, © 2015
80 p. ; 21 cm. (Medico-psico-pedagogica)

ISBN: 978-88-6677-966-7

1. Empatia come strumento di conoscenza
2. Specificità emisferiche
3. Psicoterapia e psicomotricità

CDD 150

Piazza della Radio, 14 - 00146 Roma
Direzione - Ufficio Stampa 06/5894525
Direzione editoriale e Redazione 06/5817245
Amministrazione - Ufficio Abbonamenti 06/5806420
Fax 06/5818564
Internet: http://www.armando.it
E-Mail: redazione@armando.it ; segreteria@armando.it

03-00-319

Sommario

Premessa

Di noi ciascuno reca l'impronta
dell'amico incontrato per via:
in ognuno la traccia di ognuno.
Per il bene e per il male,
in saggezza o in follia,
ognuno stampato da ognuno (P. Levi).

Mi piace pensare che il fine di questo lavoro sia modesto: trattare, cercando di essere semplice (e non prolisso), alcune delle più recenti acquisizioni nell'ambito delle neuroscienze, che riguardano nuovi (o la conferma di vecchi, ma con un'altra solidità) modi di pensare concetti quali il corpo, il Sé, la mente, l'inconscio, le relazioni tra di essi e, conseguentemente, la loro ricaduta in ambito psicoterapeutico.

In campo scientifico e filosofico già molti altri lo hanno fatto ad alto livello. Quella che è mancata, finora, mi pare sia una riflessione su come i risultati della ricerca interessino profondamente tutti coloro che sono coinvolti in *relazioni di aiuto*, siano esse rivolte a bambini o ad adulti, a soggetti sani o malati.

Ho lavorato a lungo in ambito clinico, prima in Servizi di Neuropsichiatria Infantile, poi in un Dipartimento di Salute Mentale, all'interno del quale per un certo periodo ho anche seguito l'ambulatorio del Servizio Handicap Età Adulta e avevo, quindi, rapporto con i suoi operatori.

Durante tutti questi anni, a contatto con colleghi di differenti orientamenti teorici, mi sono convinto che l'efficacia *psicoterapeutica*, all'interno di un quadro teorico coerente, non sia solo legata alla scuola di riferimento ma, soprattutto, alle capacità personali, umane, empatiche.

Inoltre, nessun approccio psicoterapeutico è, per fortuna, del tutto soddisfacente. La non saturazione può essere frustrante, ma ci rassicura in questo mondo totalizzante.

Ho operato fianco a fianco e in collaborazione, oltre che con psicologi, con (in ordine alfabetico, ovviamente): assistenti sociali, educatori, infermieri e terapisti della riabilitazione. Ho conosciuto modalità di relazione col paziente diverse dalle mie e ho avuto modo di osservare molti casi, in cui il loro intervento aveva efficacia (anche senza ricercarla) su aspetti psichici, cioè oltre l'ambito specifico alla loro professionalità.

A tutto ciò va aggiunto il quasi quotidiano rapporto con genitori, familiari (i troppo spesso dimenticati fratelli) o gli scambi con operatori socio-sanitari e insegnanti, quando sono stato invitato a tenere incontri seminariali.

Credo di aver imparato, pur senza banalizzare che tutto è terapia, come l'intervento, anche in ambito non clinico, talvolta possa ottenere grandi risultati se quanti entrano in rapporto con chi è in difficoltà, per esempio docenti o educatori, hanno e sanno usare capacità empatiche e opportune strategie di aggiustamento, cioè sanno stabilire una vera *relazione di aiuto*.

Sarà doveroso approfondire in cosa consista la *relazione di aiuto*, che non è solo superficiale comprensione, ma è capacità di sentire e pensare, di interessarsi sinceramente e attivamente all'Altro, di non fermarsi all'esplicito ma di scendere nel faticoso implicito dell'incontro.

La buona pratica dello psichiatra (e non solo dello psichiatra, direi) implica onestà, tolleranza ed empatia.

Infine, l'acquisizione, ormai ampiamente condivisa, della inscindibilità della mente dal corpo e della loro continua influenza reciproca mi ha portato a guardare con rinnovato interesse ai concetti propri della psicomotricità e, più specificatamente, alla teoria e alla pratica come formulate da B. Aucouturier. Tra le tante, la sua elaborazione mi sembra la più coerente e organica non solo per il lavoro con bambini sani e malati, ma anche, sotto molti aspetti, per quello con adulti particolarmente compromessi a livello psichico e motorio.

Con la consapevolezza che tutto ciò che può essere oggetto di discussione è provvisorio e che, perciò, la vera scienza è continuamente in evoluzione, vale, comunque, la pena di esaminare gli sviluppi di alcuni concetti basilari per la psichiatria e di vederne le ricadute non solo nell'ambito della psicoterapia *nobile*.

In questi anni culturalmente bui, dove troppo spesso la possibilità di prendersi cura dell'Altro dipende dal costo e dal tempo necessari, credo sia importante riproporre il senso del lavoro di tanti alla luce di recenti acquisizioni scientifiche.

Empatia: considerazioni generali

Sappiamo bene che, se si vuole veramente comprendere l'Altro, ci si deve mettere al suo posto.

Come ricorda A. Pinotti, a questo mettersi al suo posto è stato dato successivamente il nome di *empatia* (dal greco *en* e *pathos*) in italiano e di *Einfühlung* in tedesco (*ein* e *Fühlung*). *Pathos* e *Fühlung* significano entrambi affetto, emozione. E queste due parole composte sembrano dire di un *dentro*, mentre, al cospetto di un'altra persona, apparentemente, tutto ciò che possiamo cogliere è l'esterno, l'immagine.

Già nel 1921 S. Freud ha scritto che dall'identificazione, passando per l'imitazione, si può giungere all'immedesimazione.

Negli anni successivi egli stesso è ritornato sull'argomento e anche molti altri Autori si sono interessati al tema dell'empatia e ne hanno approfondito le particolari caratteristiche, anche quelle che la differenziano da una immedesimazione vera e propria.

In epoca recente vale la pena ricordare C. Rogers e H. Kohut.

C. Rogers ha considerato l'empatia più un processo che uno stato e ha ben descritto un modo empatico di essere con un'altra persona.

> Un modo empatico di essere con un'altra persona ha molte angolature. Comporta una sensibilità, istante dopo istante, verso i mutevoli significati percepiti che fluiscono in quest'altra persona, dalla paura al furore, alla tenerezza, o confusione, o qualunque altra cosa essa stia sperimentando. Significa vivere temporaneamente nella vita di un altro, muovendocisi delicatamente, senza emettere giudizi; significa intuire i significati di cui l'altra persona è scarsamente consapevole, senza però svelare i sentimenti totalmente inconsci, perché ciò sarebbe troppo minaccioso. Coinvolge la comunicazione delle vostre percezioni del mondo dell'altro, del quale osservate con sguardo sereno e nuovo quegli elementi che l'altro teme di più. Significa controllare frequentemente in compagnia dell'altro l'accuratezza delle vostre percezioni, ed essere

guidati dalle reazioni che ricevete... Essere con un altro in questo modo significa che per il periodo in cui vi ci trovate, voi mettete da parte le vostre concezioni e valori personali onde entrare nel mondo di un altro senza pregiudizi. In un certo senso, significa che voi stessi vi mettete da parte; questo può essere fatto solo da persone che sono abbastanza sicure di sé da sapere che non si perderanno in ciò che nel mondo dell'altro potrebbe risultare strano o bizzarro, e che possono comodamente ritornare al loro mondo personale appena lo desiderano (Rogers C., 1993, pp. 122-123).

Questo rende evidente come «l'essere empatico sia un modo di essere complesso, esigente e forte – e al tempo stesso sottile e delicato» (*ibidem*).

H. Kohut, dal canto suo, ha scritto:

Quando i nostri pazienti ci parlano della loro vita interna, ci descrivono un paese in cui non siamo mai stati, un paese cui non possiamo mai avere un accesso diretto. Eppure siamo in grado, in linea di principio, di capire i loro resoconti con l'introspezione vicaria (empatia), perché ci vengono forniti nei termini di quel magazzino di immagini e di memorie che abbiamo acquisito, nella nostra vita, attraverso la conoscenza del mondo interno dell'uomo, fatta attraverso la nostra introspezione (assieme, naturalmente, a tutte le teorie vicine all'esperienza che appartengono a questa dimensione della nostra visione del mondo). Come puoi osservare, la mia convinzione sul ruolo insostituibile dell'empatia è rimasta inalterata. E la difenderò contro l'opinione che non possa servire come uno strumento di ricerca scientifico perché è ancora parte connaturata al discorso e all'esistenza umana, così come in passato l'ho difesa contro lo scetticismo di coloro che la confondono con la compassione e di coloro che la confondono con l'intuizione, due aspetti della vita psichica che non sono sostanzialmente correlati con l'empatia (Kohut H., 2003, pp. 190-191).

L'empatia, però, ha anche una sua particolare complessità.

Bisogna tener conto della duplicità dell'empatia, che ha una somiglianza con la percezione esterna, in quanto la realtà dell'altro c'è, esiste, come quella dell'albero che ho qui davanti, e non è una costruzione mentale. Al tempo stesso, l'empatia mette in relazione con l'intero della persona, con la profondità costitutiva di un'individualità vivente, che oltrepassa la mia sfera di esperienza e non è riducibile a ciò che di essa, di volta in volta, appare a me o che io sono in grado di cogliere (Boella L., 2006, p. 64).

Gli ultimi anni del secolo scorso ci hanno dato nuove importanti conoscenze su come funziona il cervello. In particolare, gli studi di V. Gallese sui "neuroni specchio" hanno dato nuove basi scientifiche al concetto di empatia.

Così egli stesso ha descritto il suo lavoro:

> Circa quindici anni fa abbiamo scoperto neuroni nella corteccia motoria del macaco che scaricano ogni volta che l'animale esegue con la mano o con la bocca atti motori finalizzati al raggiungimento di uno scopo, come afferrare, prendere il cibo, manipolarlo, romperlo, spezzarlo, ed anche quando l'animale è lo spettatore passivo di azioni analoghe eseguite da un essere umano o da un'altra scimmia... Una serie di studi hanno dimostrato che un meccanismo analogo di rispecchiamento è presente anche nel cervello umano... Quando osserviamo azioni eseguite da altri con la bocca, la mano, o il piede, attiviamo regioni del nostro sistema motorio fronto-parietale[1] corrispondenti a quelle che entrano in gioco quando noi stessi eseguiamo azioni simili a quelle che stiamo osservando... Recentemente è stato dimostrato che il sistema dei neuroni specchio è alla base non solo della capacità di riconoscere e comprendere le azioni altrui, ma anche le intenzioni che le hanno promosse... Altri studi, inoltre, suggeriscono che il sistema dei neuroni specchio sia non solo coinvolto nella comprensione del significato delle azioni osservate, ma si attivi anche durante la comprensione di espressioni linguistiche descriventi le stesse azioni... L'azione ed il linguaggio tuttavia non esauriscono il ricco bagaglio di esperienze coinvolte nelle relazioni interpersonali. Ogni relazione interpersonale implica, infatti, la condivisione di una molteplicità di stati quali ad esempio l'esperienza di emozioni e sensazioni. Recenti evidenze empiriche suggeriscono che le stesse strutture nervose coinvolte nell'analisi delle sensazioni ed emozioni esperite in prima persona sono attive anche quando tali

[1] Aree della corteccia cerebrale.

> emozioni e sensazioni vengono riconosciute negli altri... Il meccanismo di simulazione non è quindi confinato al dominio dell'azione ma appare essere una modalità di funzionamento di base del nostro cervello quando siamo impegnati in una qualsivoglia relazione interpersonale... I meccanismi di simulazione ci forniscono uno strumento per condividere a livello esperenziale gli stati mentali altrui. Da un certo punto di vista, la simulazione incarnata può essere considerata come il correlato funzionale dell'empatia... L'intersoggettività diviene così "ontologicamente" il fondamento della condizione umana, in cui la reciprocità definisce in modo fondativo l'esistenza (Gallese V., 2007, pp. 200-206).

Questi studi danno al concetto di empatia una nuova base scientifica. E trova una base scientifica soprattutto la possibilità di una condivisione cognitiva e affettiva attraverso il linguaggio verbale e tutti gli altri linguaggi non verbali, come la mimica e l'espressività corporea in generale.

Per chiarire meglio il concetto che l'Io e il Mondo sono continuamente collegati nei due sensi possiamo riferirci alla fenomenologia, per la quale essi sono la struttura fondamentale dell'esistenza e il modo in cui spesso vengono scritti (io-nel-mondo) rende bene il concetto.

In questa nuova ottica, la mente è intrinsecamente *incorporata*, vale a dire che è inseparabile dall'attività sensomotoria di ognuno di noi.

Ciò vuol dire che il suo corretto funzionamento dipende dall'ambiente fisico che ci circonda e, parimenti, dal suo legame con la mente di tutti gli altri esseri umani.

Il Mondo è il correlato dell'Io, inscindibile da esso. E, come visto prima, condividere il mondo con gli altri è scritto nel nostro corpo.

Empatia: aspetti particolari della relazione

Nella Cabbala ebraica vi è l'idea che Dio si sia autolimitato per dar luogo alla creazione del mondo.

Nella nostra realtà quotidiana, più modestamente, sappiamo che non vi è possibilità di divenire persona senza quel processo di allontanamento fisico e psichico tra mamma e bambino, che M. Mahler ha chiamato, ormai molti anni or sono, di "separazione" e "individuazione".

Recentemente, in ambito psicoanalitico, sono state sollevate perplessità riguardo la frequenza con cui si parla di empatia e le possibilità terapeutiche che a essa si danno, come se, per la sua caratteristica di avvicinamento all'altro, portasse a evitare in un lavoro psicoterapeutico il punto focale della differenziazione e della perdita.

Si potrebbe obiettare che, se è vero che empatia significa ascoltare, accettare e non giudicare, vi è implicito il concetto che è necessario essere in due, che il senso d'identità richiede l'esistenza di un altro da cui ci si sente riconosciuti. Abbiamo la necessità che la nostra esistenza sia confermata dall'Altro e l'empatia, se correttamente intesa, dà questa conferma agli individui facendoli sentire persone separate con una loro identità. Infatti alcuni Autori parlano di *riempimento* per indicare quella distanza che esiste tra soggetto e oggetto e che viene colmata da processi di scambio empatico.

> Nella sua accezione di massima, il termine Empatia indica la generica capacità della nostra mente di sapersi calare nei panni degli altri ed è ormai entrato nel lessico della vita quotidiana. Spesso tuttavia, il suo significato è stato male interpretato e frainteso, venendo ad essere confuso con il sentimento della simpatia, della compassione, della pietà e perdendo così il suo senso originario di possibilità d'immedesimazione nel vissuto altrui (Albanese A., 2009, p. 167).

Infatti, l'empatia si configura come la capacità di comprendere lo stato mentale, le intenzioni e le emozioni degli altri, che possono essere positive, ma possono anche includere antipatia, frustrazione e aggressività.

«Empatia è dunque possibilità di riconoscimento, sintonizzazione e risonanza con gli altri esseri umani, non ingenuo volersi bene» (*ibidem*).

Sveva era un'adolescente che avevo visitato per una prescrizione farmacologica e che, dopo due inutili esperienze di psicoterapia, è ritornata chiedendo dei colloqui, perché, anche se ero stato colui che le aveva dato un farmaco (prodotto intrinsecamente autoritario, che veicola il messaggio: lo prendi perché te lo dico io), ero stato l'unico a darle "del lei". Sveva, prima di una psicoterapia, voleva un rapporto che riconoscesse il suo essere ormai persona.

D'altronde, l'empatia è fondamentalmente comunicazione.

«Etimologicamente *comunicare* significa "mettere in comune", stabilire un rapporto *con* qualcosa che non ci appartiene per cui "essere con" implica l'esistenza di una *distanza*, e la volontà di un *legame* che sia però in grado di mantenere quella distanza che consente alla comunicazione di non risolversi in una identificazione» (Galimberti U., 1984, p. 101).

Ho ricordo di due bambini visti in ambulatorio. Carlo, che aveva tre anni, diceva di chiamarsi "Carlo", ma che, quand'era piccolo, si chiamava "mamma".

Maria, anche lei di tre anni, voleva la colla per cancellare!

È sicuramente vero che la vita inizia con il trauma connesso alla separazione e che per tutta la vita, sotto altre forme, esso si ripete. Certamente l'essere umano si costruisce nella separatezza e non c'è *individuo* che non sia passato attraverso momenti di dolorosa perdita, di angoscia e di disperazione.

Secondo molti psicoanalisti è la relazione reale tra paziente e analista che, come in qualsiasi forma di psicoterapia, costituisce il fattore decisivo nella cura anche se nel caso della terapia psicoanalitica presenta aspetti particolari.

Non sembra esserci nel pensiero psicoanalitico contrapposizione rispetto a un corretto concetto di empatia, perché essa presuppone un Noi costituito da due Io. Altrimenti, non può esservi comunicazione e dialogo, se è vero che *dia-logos* è un discorso che va qua e là in un'alternanza continua.

Parlare di empatia, quindi, non è idealizzare la relazione, che, come ogni relazione, è fatta di emozioni piacevoli e spiacevoli, a partire da quella che è la storia di ognuno dei due interlocutori.

L'evitamento dei sentimenti dolorosi e la creazione di una sorta di confusione sarebbe la negazione implicita di qualsiasi rapporto empatico. In confusione si sarebbe se noi non fossimo in grado di distinguere empatia da immedesimazione, identificazione da proiezione[1], cioè tra essere con l'Altro o essere confusi con l'Altro.

[1] "Proiezione" è un termine usato in psichiatria e in altri campi della medicina, con cui si indica lo spostamento di qualcosa (nel nostro caso, per esempio, sentimenti o desideri) dall'interno all'esterno del soggetto.

Empatia come strumento di conoscenza

Appare utile, a questo punto, una breve riflessione sull'empatia come strumento di conoscenza e sulla sua importanza sia nella vita quotidiana che nel campo della psicopatologia.

> Oggettività è appunto non-soggettività, non mero soggettivismo: cioè inter-soggettività... Colgo l'altro corpo nel suo essere immediatamente espressivo di un dentro, "come se" si trattasse di me... Io però non sono mai l'altro, non vivo i suoi vissuti come vivo i miei, non sto nella sua testa, e posso davvero relazionarmi a lui solo a patto che lui resti lui, e io io. Nella prospettiva fenomenologica, dunque, l'intersoggettività è una dialettica sé-altro come tensione fra distanza e prossimità in cui non si dà né completa estraneità né completa fusione... (Pinotti A., 2011, pp. 22-23).

Con l'empatia siamo nel campo del sentire, ma non della *sensazione*, bensì del *sentimento*, «più capace, rispetto alla prima, di oggettivarsi, di staccarsi dal soggetto senziente, di lanciarsi al di là dell'individuo per congiungersi a un non-io» (ivi, p. 41).

Anche la comunicazione verbale, come spesso sperimentiamo, ha i suoi limiti e può condurre a fraintendimenti. W. Bion sosteneva che vi è sempre una lacuna semantica tra due adulti che discutono assieme un problema.

Forse contribuisce alla fragilità scientifica della psichiatria il fatto di essere profondamente coinvolta in un punto cruciale del pensiero, cioè il rapporto tra mente e corpo.

È evidente che le scoperte scientifiche sono in un continuo divenire, ma sarebbe un errore affidarsi solo a un pensiero *oggettivo*. È necessario un approccio transdisciplinare e non dogmatico. Sarebbe sbagliato, quindi, in un'ottica di parità tra i diversi approcci, minimizzare ciò che ci può venire da una lettura *soggettiva* della conoscenza.

La mancanza di certezze rispetto a un pensiero neutro e onnipotente, che pretende di rappresentare la realtà così com'è, può permettere lo sviluppo di metodi di indagine e cura che, coscienti dei propri limiti, pur sempre ampliano i modi di leggere il mondo.

A questo proposito riprendiamo quanto scritto da A. Albanese, coerentemente con il pensiero fenomenologico, su una possibile lettura dell'empatia come mezzo di conoscenza, strumento gnoseologico.

> Difatti, l'articolazione stessa di una conoscenza deve necessariamente confrontarsi con l'intersoggettività, in quanto l'obiettività del sapere è condizionata dalla possibilità di formare un certo accordo tra diversi soggetti. Questo consenso è pensabile solo allorquando le conoscenze possono essere scambiate e condivise, vale a dire esclusivamente nel momento in cui viene riconosciuta l'esistenza dell'altro e dei suoi vissuti come analoghi ai miei (Albanese A., 2009, p. 171).

Com'è noto, del tema della oggettività della conoscenza psicologica (nel senso della sua comunicabilità e trasmissibilità), si è occupato K. Jaspers nella sua monumentale opera di fondazione della psicopatologia.

Egli sosteneva che quasi tutti i metodi e gli oggetti di indagine tendono ad assolutizzarsi come sicuramente veri e portano alla convinzione di essere giunti finalmente alla verità anche se, realmente, si tratta sempre dell'assolutizzazione di conoscenze parziali. E ciò spesso giustifica il non indagare oltre. Invece, vanno utilizzati metodi e punti di vista diversi, senza contrapporli l'uno all'altro, di natura biologica, psicologica e filosofica, perché è dall'assolutizzazione che nascono i pregiudizi.

Se l'oggetto della psicopatologia è ciò che accade nella mente e si vuole davvero sapere che cosa provano gli esseri umani nelle loro esperienze, l'unico metodo possibile non è quello della spiegazione naturalistica, ma quello delle scienze dello spirito, il metodo del comprendere e del condividere (*verstehen*).

Comprendere lo psichico e spiegare le relazioni tra i singoli fenomeni non può essere solo osservazione indifferente. Vi deve essere immedesimazione, ma, soprattutto, capacità di sperimentare interiormente.

La realtà più profonda, intima della persona non può mai essere conosciuta interamente, ma può essere, almeno in parte, compresa.

In psicopatologia è solo questo tipo di comprensione che può permetterci di leggere la continuità narrativa esistenziale dell'Altro per avvicinarci a una comprensione di quelle esperienze, apparentemente caotiche e frammentate che, tuttavia, hanno un legame, il quale conferisce una specificità irripetibile a ciascuna esistenza.

Anche di molti desideri non abbiamo coscienza finché essi non tornano a noi riflessi da qualche altra persona.

Accanto all'esperienza scientifica vi è un'altra esperienza, quella dei nostri sensi e della nostra mente nella relazione col Mondo, che ci può guidare a una comprensione sempre più profonda della realtà.

Anche tutta la teoria dei fenomeni complessi conferma che quelle proprietà, che si credeva facessero parte delle cose, si sono rivelate proprietà dell'osservatore e, quindi, distinzioni quali *sistema-ambiente*, *autonomia-controllo* fanno parte della nostra cognizione del sistema e non sono caratteristiche del sistema stesso.

Il Sé

Possiamo riprendere la riflessione sul corpo e il suo essere un tutt'uno imprescindibile con ciò che chiamiamo Io, Sé e mente utilizzando ancora il pensiero di V. Gallese.

> In ambito fenomenologico viene sottolineata la cruciale dimensione dell'intersoggettività nella costruzione della soggettività; il che non significa che la soggettività non abbia una sua dimensione pregnante, fondante, importantissima. Sono due dimensioni complementari ma, se lasciamo fuori l'intersoggettività, rischiamo di approdare all'immagine della mente e dello psichismo che ha prevalso e caratterizzato le scienze cognitive nel corso degli ultimi cinquant'anni, quella cioè che reifica il corpo... Non c'è nulla di intrinsecamente intenzionale nel funzionamento di un neurone. Ma questo neurone non è contenuto in una scatola magica; è contenuto in un organo – il cervello – che è legato, vincolato, cresce e si sviluppa in parallelo ad un corpo, attraverso il quale ha accesso al mondo esterno. Il cervello... è un organo legato ad un corpo che agisce, che si muove, che patisce nel suo continuo interscambio con il mondo... Si è molto meno indagato, da un punto di vista empirico, sul senso d'identità e reciprocità di cui comunemente facciamo esperienza ogni volta che entriamo in contatto con i nostri simili (Gallese V., 2007, p. 199).

Da questa riflessione, che riprende affermazioni tipiche della fenomenologia, emergono con evidenza due concezioni fondamentali: l'essere, l'individuo sempre in rapporto col Mondo sin dall'inizio e l'impossibilità di separare il corpo dalla mente.

Tutto ciò implica la necessità di concettualizzare un Sé e/o un Io, quindi una mente, con caratteristiche compatibili e integrabili con i risultati della ricerca scientifica.

In fenomenologia il Sé è sempre stato considerato in termini relazionali e proprio questo "essere con" risulta la caratteristica e il significato dell'esistenza umana.

Per C. Jung, invece, il Sé rappresentava l'unità e la totalità della persona nella sua parte conscia e in quella inconscia.

Da un punto di vista psicoanalitico, il Sé è stato visto in molti modi differenti. Per esempio, è stato scritto che il Sé non è una istanza della struttura mentale come l'Io, l'Es e il Super Io ed è, invece, da intendersi come l'insieme della persona, la persona intera: corpo e mente. Oppure si è affermato che il Sé precede l'Io, quasi una prima organizzazione psichica, fondamentale per la sopravvivenza fisica e mentale, ma non ancora differenziata nella sua struttura in Io, Es e Super Io. Il Sé centrale è come un potenziale innato, che sperimenta una continuità dell'essere e acquisisce, a suo modo e con il suo ritmo, una realtà psichica personale e un personale schema corpo.

«Di fatto, la scoperta affascinante della psicoanalisi è stata quella dell'enorme importanza che il corpo nel suo insieme, le sue varie parti, le sue funzioni, occupano nella mente, nel corso del suo sviluppo e dopo, nella vita adulta. Si può dire, parafrasando le parole di Freud, che la mente non può mai dimenticare di essere basata sul corpo» (Gaddini E., 1984, p. 148).

Forse potremmo dire, però, che non vi è un solo Sé ma i Sé sono plurimi e l'idea di un Sé unitario e continuo è in realtà un'illusione che la nostra mente cerca di creare. Ciò spiegherebbe i diversi modi di essere che riconosciamo in noi stessi volti a permetterci il migliore adattamento in situazioni diverse della nostra vita.

Per riflettere un po' più a fondo su questi concetti possiamo utilizzare il pensiero di A. Damasio quando ricorda che il cervello umano e tutto il corpo costituiscono un organismo non dissociabile, integrato grazie all'azione di circuiti regolatori nervosi e biochimici interagenti e che l'organismo interagisce con l'ambiente come un insieme senza possibilità di separare corpo da cervello.

> Cervello e corpo sono indissolubilmente integrati da circuiti nervosi e biochimici che dall'uno puntano all'altro, e viceversa. Due sono le principali vie di interconnessione: quella alla quale si pensa per prima è costituita da nervi periferici sensitivi e motori, che convogliano segnali da ogni parte del corpo al cervello e dal cervello a ogni parte del corpo. L'altra via, alla quale è meno immediato pensare, anche se è molto più antica dal punto di vista evolutivo, è il flusso sanguigno, che trasporta

segnali chimici quali ormoni, neurotrasmettitori, modulatori (Damasio A.R., 2005, p. 138).

Egli pensa anche che il genoma umano non specifichi tutta quanta la struttura del cervello ma soprattutto quella fondamentale per la sopravvivenza specie nel primo periodo della vita.

Distingue, quindi, un "Sé nucleare" e un "Sé autobiografico". Il primo è unicamente sotto controllo genetico, il secondo, che pure ha origine genetica, si sviluppa durante la vita in relazione all'ambiente.

Dai geni dipendono componenti cerebrali con struttura, potremmo dire, predefinita e altre la cui struttura esatta viene determinata durante la vita.

> Vi sono circuiti che vengono rimodellati più e più volte nel corso dell'esistenza, secondo i cambiamenti che l'organismo subisce. Altri, invece, rimangono in massima parte stabili, e formano la spina dorsale del complesso di nozioni che ci siamo costruite sul mondo interno e su quello esterno. L'idea che tutti i circuiti siano labili non regge: una modificabilità totale avrebbe creato individui incapaci di riconoscersi l'un l'altro, privi del senso di una propria biografia; ciò non sarebbe adattativo, e manifestatamente non accade (ivi, p. 170).

È ormai stato scientificamente dimostrato, primo fra tutti da E. Kandel, che non vi è contrapposizione ma influenza reciproca tra ciò che dipende dalla natura e ciò che viene acquisito con la cultura. Possiamo dire che il Sé si organizza sotto l'influenza di circostanze ambientali, integrate e vincolate dall'influenza dei circuiti innati, allestiti in modo preciso, che riguardano la regolazione biologica.

Il Sé, quindi, è uno stato biologico ripetutamente ricostruito su una base di invarianza, che forma una specie di spina dorsale. Il contributo del corpo al cervello non si riduce agli effetti modulatori o al sostegno delle operazioni vitali, ma comprende anche un "contenuto" che è parte integrante del funzionamento della mente normale. Il corpo fornisce la materia per le rappresentazioni cerebrali.

Il Sé nucleare è un'entità transitoria ricreata incessantemente da ognuno degli oggetti con i quali il cervello interagisce.

Il Sé autobiografico è collegato all'idea dell'identità e della memoria autobiografica e corrisponde a una collezione, non transitoria, di fatti e modi di essere unici perché caratterizzano una persona.

Il Sé autobiografico si basa sulla memoria autobiografica, che è costituita da ricordi di un gran numero di esperienze individuali del passato e da immagini del futuro previsto. Gli aspetti invarianti della biografia di un individuo formano la base della memoria autobiografica. La memoria autobiografica, però, cresce di continuo insieme alle esperienze della vita e può essere parzialmente rimodellata per riflettere nuove esperienze.

Nonostante tutti i cambiamenti somatici e psichici, vi è una organizzazione, il Sé, che ci accompagna per tutta la vita mantenendo un'identità stabile.

Da un altro punto di vista, simile è il concetto di "ipseità", come viene bene spiegato da P. Ricoeur, contrapposto a quello di "medesimezza". Vi è un modo di essere se stessi, "medesimezza", che non cambia mai, è immutabile e un altro, "ipseità", appunto, che ha uno sviluppo nel tempo, apprende, evolve, cambia (Ricoeur P., 2002, p. 65).

Lo stesso concetto viene ripreso anche da altri filosofi: «Una persona è lei, è *quella* (*ipse*) non in quanto resta identica a sé stessa (*idem*), ma in quanto costantemente si rinnova, nell'incompiutezza» (De Monticelli R., 2009, pp. 366-367).

Infine, merita forse spendere pochissime parole sulla mente.

Come non è stato possibile, anche solo brevemente, accennare a tutte le differenti teorizzazioni sul Sé, così non è pensabile, neppure, farlo riguardo a tutto ciò che è stato scritto per definire la mente. Il loro legame è stretto.

Cosa intendiamo per mente? Troviamo opinioni diverse, cioè che la mente non è un luogo bensì è un processo o che la mente è l'insieme delle funzioni corticali superiori.

Centrale, comunque, è il concetto che la mente è tutto ciò che, nell'interazione tra corpo e Mondo, non può essere ricondotto solo all'uno o all'altro.

In conclusione, per tutte le evidenze scientifiche raccolte fino a questo momento, non è possibile separare il corpo dalla mente e la persona dal Mondo.

«Una delle debolezze della società occidentale… è la creazione di questo individuo separato dalla comunità, dell'individuo considerato come un tutto» (Camus A., 2012, p. 38).

Coscienza

Un Sé non potrebbe decodificare il Mondo e riflettere su di esso, pensare i pensieri, scegliere strategie di comportamento senza una coscienza e un'autocoscienza.

Anche sulla coscienza come sul Sé e sulla mente molto è stato scritto e non è stato certo trovato un punto d'incontro definitivo tra i diversi Autori, abbiano essi operato in ambito filosofico, psicologico o medico.

Innanzitutto, dobbiamo chiederci a che cosa serve la coscienza, considerando che un'adeguata regolazione della vita può essere raggiunta anche senza elaborazione cosciente, che le abilità possono diventare automatiche e le preferenze si possono attuare senza l'influsso di un Sé conoscente. Si potrebbe rispondere che la coscienza è utile per migliorare la vita dell'organismo che possiede quella mente.

Certamente la coscienza è l'aspetto più misterioso della nostra attività mentale e il nostro sapere su di essa è ancora molto scarso.

Ha rapporti con la sensorialità e probabilmente inizia come un sentimento. In principio, è una sorta di configurazione costruita con segni non verbali.

A partire dal volto della madre, ricordato da D. Winnicott, la rappresentazione di sé si costituisce nella relazione con l'Altro e, d'altronde, l'immagine dell'Sltro non ci abbandonerà mai.

Si può dire che la coscienza abbia vari aspetti. Vi è la coscienza che abbiamo di noi stessi, a cui si ricollega la conoscenza di noi stessi, intesa come capacità di riflessione su ciò che accade nella nostra mente, e vi è la conoscenza di ciò che ci accade intorno.

Quello che, comunque, in questi ultimi anni, nonostante le molte ricerche scientifiche, si è andato evidenziando, è che non esiste alcuna prova scientifica che il cervello, da solo, sia sufficiente per la coscienza. La coscienza richiede l'interazione di Sé (mente + corpo) e Mondo.

In un certo senso la coscienza è la configurazione mentale che riunisce l'oggetto e il Sé. Anche per la coscienza vediamo, quindi, che sempre più si tende a non separare ma a considerare i vari elementi che concorrono a formare l'esperienza come qualcosa in continuo dialogo dinamico.

Può a tal proposito essere ricordato il modello della cosiddetta "mente estesa", secondo cui i fenomeni mentali non hanno luogo solo nel cervello. La mente non è fuori dal Mondo ma non è sempre dentro il cervello. Il ruolo del corpo e dell'ambiente fisico e sociale è altrettanto importante di quello delle strutture nervose. Una parte della mente non lavora dentro ma fuori del cranio e della pelle.

La coscienza pare dipendere da due aspetti. L'organismo è coinvolto in una relazione con un oggetto e ciò comporta una modificazione nell'organismo stesso.

Va, perciò, distinta la coscienza del Mondo dalla coscienza di noi stessi.

Essa è presente anche in soggetti con una patologia, per esempio un ritardo mentale o una schizofrenia.

Mi è rimasta in mente Anna, affetta da sindrome di Down, che, dopo una splendida esperienza di inserimento nel gruppo in scuola elementare, comincia a essere esclusa dalle festine di compleanno durante la scuola media. E a casa, nella sua camera, diventa autolesiva.

Enzo, invece, che presenta una schizofrenia con buon funzionamento mentale, inserito in un CEOD, lamenta lucidamente, durante i colloqui, la sua differenza dai compagni di lavoro ormai compromessi dalla cronicità.

Si ritiene che la coscienza di se stessi sia profondamente legata alle aree corticali frontali, le quali vanno incontro ad un rapido sviluppo nei primi due anni di vita "esperienza-dipendente", sviluppo che si suppone continui anche in età adulta.

È quanto scrive anche D. Siegel, che sottolinea, pure, come ne consegua la capacità di distinguere tra apparenza e realtà. La maturazione delle funzioni metacognitive[1] consente alla mente (del bambino come dell'adulto) di creare rappresentazioni di se stessa, di essere consapevole delle sensazioni, di riflettere sulla natura dei pensieri, delle emozioni e delle percezioni.

In termini più formali, la mente sviluppa la capacità metacognitiva di "distinguere tra apparenza e realtà" e, quindi, di comprendere che un

[1] "Metacognizione" si potrebbe dire, in sintesi, sia la possibilità di fare pensieri su ciò che sappiamo.

oggetto non è necessariamente ciò che sembra; le nozioni che le nostre idee e percezioni possono cambiare nel tempo, e possono essere diverse da quelle, altrettanto valide, di altre persone; la consapevolezza del fatto che le emozioni influenzano pensieri e percezioni, e che nei confronti di una data esperienza, o di una determinata persona, possiamo provare emozioni apparentemente conflittuali (Siegel D.J., 2001, p. 260).

D. Stern aggiunge a quanto scritto sopra il concetto di coscienza intersoggettiva.

La visione tradizionale della coscienza... è intrapsichica e monopersonale. Nel cervello di un singolo individuo, l'esperienza attiva un insieme di neuroni, che a sua volta innesca un secondo gruppo di neuroni, il quale agisce sull'insieme iniziale, riattivandolo e creando un ciclo di rientro. Questo ciclo può estendersi ad altri gruppi di neuroni, che si eccitano a vicenda, creando una rete ricorsiva. L'esperienza originaria è così trattata da diverse prospettive (in termini di circuiti neurali), in un processo di reiterazione multifocale (una forma di meta-attività[2]) che fa emergere un'esperienza sovraordinata a livello mentale – ovvero, la coscienza. Invece, la coscienza intersoggettiva va considerata un evento interpsichico che riguarda due menti, nel quale un'esperienza vissuta direttamente da un individuo attiva un'esperienza assai simile in un altro individuo, in quella che definiamo condivisione intersoggettiva. Questa esperienza, a sua volta, viene "restituita" al primo individuo, grazie agli sguardi e al comportamento dell'altro (Stern D.N., 2005, pp. 104-105).

La coscienza è sempre accompagnata da emozioni e sentimenti, magari di indifferenza.

La coscienza si sente, ma non è qualcosa di visivo o uditivo e nemmeno di gustativo o olfattivo. La coscienza non si vede né si ascolta. La coscienza non ha odore né sapore. Esiste se c'è un corpo e un oggetto.

A nulla, però, servirebbe un Sé, pur cosciente, se non avesse memoria. Per quanto ci interessa, nessun approccio psicoterapeutico potrebbe esistere.

---

[2] Una "meta-attività" è un'attività che viene dopo un'altra e che, come in questa ipotesi, può portare a un livello di funzionamento più complesso, superiore.

Memoria

Cigola la carrucola del pozzo,
l'acqua sale alla luce e vi si fonde.
Trema un ricordo nel ricolmo secchio,
nel puro cerchio un'immagine ride (E. Montale).

Al Sé e alla coscienza si lega il problema della memoria e dell'inconscio.

A parere di S. Freud si può chiamare *conscio* soltanto ciò che è presente nella nostra coscienza e di cui abbiamo percezione. Quanto non si manifesta apertamente ma continua a esistere nella vita psichica viene definito *inconscio*. Esso ha al suo interno un'attività *preconscia*, che può raggiungere la coscienza, e un'attività *inconscia*, che rimane sempre estranea alla coscienza.

Differente è il pensiero di E. Kandel, secondo il quale la memoria non è una funzione unitaria della mente, ma assume almeno due forme, una esplicita e l'altra implicita: una "memoria delle 'cose'" e una "memoria del modo di fare le cose".

Possiamo, cioè, concettualizzare come memoria esplicita le informazioni coscienti sugli eventi autobiografici e il ricordo di persone, luoghi, fatti e oggetti.

La memoria implicita, invece, riguarda la motricità e la percezione. La memoria implicita è coinvolta particolarmente nelle esperienze precoci.

Memoria e inconscio sono strettamente legati.

> La scoperta del doppio sistema della memoria ci permette oggi di ampliare il concetto di Freud e di pensare ad un doppio sistema inconscio della mente: un "inconscio non rimosso" collegato alla memoria implicita e quindi molto precoce e un "inconscio rimosso" che può organizzarsi quando la memoria esplicita è matura (Mancia M., 2006, p. 151).

Infatti, le strutture, che presiedono alla selezione e alla codifica delle informazioni che vanno a far parte della memoria esplicita, maturano nei primi anni di vita.

> L'interesse specifico della dimensione affettiva ed emozionale della memoria implicita appare oggi particolarmente evidente se si pensa alle esperienze precoci del neonato, preverbali e presimboliche, che non possono essere archiviate che nella suddetta dimensione della memoria implicita... Questa differenza temporale nel processo di maturazione delle due strutture deputate alla memoria giustifica la più precoce organizzazione del sistema della memoria implicita rispetto alla esplicita. Ne consegue l'ipotesi che l'amnesia infantile sia da attribuire a questa specifica forma di memoria e che l'inconscio precoce non rimosso si organizzi nei primi periodi della vita, dal momento che la rimozione (e il ricordo), collegata alla memoria esplicita, può realizzarsi solo tardivamente, comunque non prima di due anni di vita (ivi, p. 152).

Nella memoria implicita, dunque, sono immagazzinate le esperienze pre-simboliche e pre-verbali affettive e cognitive.

I bambini cominciano a sviluppare veramente il linguaggio nel secondo e terzo anno di vita. Prima vi è sì comunicazione, ma essa si svolge soprattutto sul registro non verbale, implicito.

Come è stato osservato, tutte le considerevoli conoscenze che il bambino acquisisce sul rapporto con gli altri (per esempio, cosa aspettarsi dalle persone, come comportarsi con loro, cosa provare nei loro confronti) rientrano in questo ambito non verbale.

Il Sé primitivo, d'altronde, è implicito e legato al corpo.

È stato detto che in qualche modo la natura è stata lungimirante posticipando nei bambini l'acquisizione del linguaggio simbolico, in modo che abbiano il tempo di imparare come funziona realmente il Mondo senza la distrazione e la complicazione delle parole.

Vari sono i termini con cui sono stati definiti i processi della memoria. Per quelli implicati nei ricordi semantici (conoscenza di dati, parole e simboli) e autobiografici (eventi e relazioni spazio-temporali), accessibili a livello conscio, come si è visto, si parla di memoria "esplicita", mentre parlando di memoria "implicita" ci si riferisce all'insieme dei meccanismi, funzionalmente distinti, che sono coinvolti nella generazione degli altri tipi di rappresentazione. Per distinguere questi due diversi sistemi mnemonici si usano anche altri termini, come memoria "dichiarativa" e "non dichiarativa", "tardiva" e "precoce", "semantica/episodica" e "procedurale".

A partire dal secondo anno di vita il bambino è capace di ricordare avvenimenti vissuti. Anche prima lo era, ma probabilmente questi ricordi non si accompagnavano a un senso di sé profondo e continuo nel tempo, che, invece, rappresenta la caratteristica fondamentale della memoria autobiografica.

La memoria esplicita inizia intorno al secondo anno di vita grazie alla maturazione dei lobi frontali, maturazione che continua anche negli anni successivi, permettendo un progressivo sviluppo del senso di sé e ricordi autobiografici sempre più ricchi. Temporalmente, quindi, "implicito" si organizza prima di "esplicito", ma, poi, per tutto il resto della vita procedono in parallelo.

In estrema sintesi, si può dire che «la conoscenza implicita è non simbolica, non verbale, procedurale e inconscia (nel senso che non è riflessivamente conscia), mentre quella esplicita è simbolica, dichiarativa, cosciente (in senso riflessivo), verbalizzabile e narrabile» (Stern D.N., 2005, p. 93).

> Il conoscere implicito riveste un ruolo di fondamentale importanza in ambito clinico. Esso è inconscio in senso "descrittivo" (topografico), per quanto, in realtà, il termine "inconscio" andrebbe riservato al materiale rimosso il cui accesso alla conoscenza è ostacolato da una barriera difensiva. Più esattamente, il conoscere implicito è "non conscio", ma non "rimosso". Invece, l'inconscio "dinamico" psicoanalitico è trattenuto attivamente al di fuori della coscienza dalla forza della rimozione (che, presumibilmente, non ha alcun effetto sul conoscere implicito). Quindi, il materiale rimosso è inconscio, mentre quello implicito è semplicemente non-conscio (ivi, pp. 96-97).

L'importanza della memoria implicita rispetto all'esplicita, relativamente alla psicoanalisi, sta nel fatto che le esperienze infantili, prima dello sviluppo del linguaggio, prima dello sviluppo della memoria esplicita, sono tutte depositate in questa forma di memoria: una forma di memoria che contiene le esperienze più arcaiche, relative alle primissime relazioni del bambino con la madre, e che sono depositate in una forma che non permette il ricordo ma che continua a condizionare la vita affettiva, emozionale, cognitiva dell'individuo per tutta la vita.

Questa organizzazione inconscia è detta "non rimossa", in quanto la rimozione necessita dell'integrità e della maturazione delle strutture indispensabili per la memoria esplicita. La rimozione è certamente possibile, ma è collegata alla memoria esplicita e, siccome la memoria esplicita non è matura nel bambino prima dei due anni di vita, tutto ciò che avviene prima di due anni entra nella memoria implicita e, pertanto, si deposita in un particolare inconscio, da cui non può essere rimossa.

Tutto ciò che è "implicito" si riferisce a organizzazioni aventi origine prima della strutturazione del linguaggio.

Soprattutto se pensiamo ai primi periodi della vita, dobbiamo riconoscere che vi può essere qualcosa che conosciamo e non siamo in grado di simbolizzare, ma che rimane, comunque, parte attiva di noi finché esistiamo. Possiamo affermare che noi siamo molto di più dei nostri processi consci.

Un aspetto particolare di ciò che è il "conosciuto non pensato" è quello sviluppato da C. Bollas.

> Il bambino non conserva solo le esperienze dell'oggetto nel processo definito di interiorizzazione, ma conserva anche stati del Sé che possono poi diventare caratteristiche permanenti del suo carattere. Inoltre, il mondo interiore non è composto solo dal Sé e dalle rappresentazioni degli oggetti. Se così fosse, la vita mentale sarebbe limitata solo a ciò che è ammesso dal simbolismo. Il bambino può vivere un'esperienza che non viene registrata dalle rappresentazioni degli oggetti, ma dal senso di identità. I bambini non solo conoscono gli oggetti, ma vivono anche stati del Sé che cambiano e si evolvono, che possono essere condizionati da un "setting" oggettuale (famiglia, scuola, giochi), ma che non sono necessariamente identificabili con un oggetto particolare. Il bambino può quindi vivere un'esperienza profonda del Sé senza essere capace di collegare questo stato dell'essere a un oggetto specifico. Questi stati del Sé, tuttavia, non sono traducibili nell'ordine simbolico caratteristico delle rappresentazioni oggettuali. Essi danno origine, invece, a sensazioni di identità: conservano quindi il senso del Sé del bambino o il suo senso di essere, piuttosto che la comprensione di questo essere attraverso la fantasia o le rappresentazioni degli oggetti. Il bambino vive un'esperienza del Sé intensa e privata, che è al di là della sua capacità di rappresentazione: lo stato del Sé viene allora conservato ma non trasformato (simboleggiato) (Bollas C., 1989, pp. 118-119).

Come esistono una memoria implicita e una esplicita, così esiste anche una conoscenza implicita e una esplicita.

E sono proprio questi tipi di memoria a essere la base di quella conoscenza che influenza tutta la nostra vita, perché "memoria" è ciò che ricordiamo consciamente, ma anche tutto ciò che ci influenza nelle scelte e nei comportamenti, in quanto è stato scritto nella nostra mente lungo tutta la nostra storia.

Specificità emisferiche

Negli esseri umani i due emisferi cerebrali svolgono funzioni parzialmente diverse. Per quanto attiene al linguaggio, le rappresentazioni linguistiche verbali sotto tutti gli aspetti sono legate maggiormente a regioni dell'emisfero cerebrale sinistro, mentre all'emisfero destro sono deputati gli aspetti non verbali del linguaggio, ugualmente fondamentali per la comunicazione. Essi sono i movimenti del corpo, la postura, la gestualità, l'espressione del volto, l'inflessione della voce e la sequenza, il ritmo e il tono delle parole pronunciate.

L'emisfero destro è anche importante nel mantenere un senso del Sé coerente, continuo e unificato. In particolare, l'attività del lobo frontale destro mette in contatto l'individuo con esperienze e ricordi emozionalmente significativi che stanno alla base del Sé.

Può, inoltre, essere interessante notare che vi sono dati che provano come le rappresentazioni somatiche e sensoriali dell'emisfero destro siano più integrate tra loro rispetto alla sua controparte sinistra. Questo fa pensare che sia significativamente stretto il rapporto tra il corpo e il cervello destro. Anche i ricordi emozionali inconsci sono immagazzinati nell'emisfero destro.

Le emozioni, d'altronde, possono essere comunicate e condivise anche semplicemente attraverso le espressioni del volto o il tono della voce, sia che essi siano congruenti sia che siano contrastanti. Talvolta non siamo in grado di dare parole a ciò che proviamo.

Queste forme di consapevolezza sono sensoriali e percettive ed esse vengono considerate come rappresentazioni prelinguistiche.

La relazione di attaccamento del bambino molto piccolo sembra essere, perciò, un elemento fondamentale per lo sviluppo di quei sistemi del cervello destro che sono coinvolti nell'elaborazione non conscia dell'emozione, nell'auto-regolazione e, conseguentemente, nel funzionamento del nucleo affettivo del Sé implicito basato sul corpo (che opera al di sotto dei livelli di consapevolezza).

Tali concetti modificano non poco quella lettura iniziale dell'attaccamento, che lo considerava un prodotto dell'evoluzione avente la specifica funzione di assicurare la protezione del piccolo grazie alla vicinanza di un animale adulto.

Attualmente si vede l'attaccamento in modo molto più complesso.

Il fenomeno dell'attaccamento rappresenta le fondamenta su cui si organizza nell'individuo la possibilità di regolare i propri stati interni e le proprie relazioni esterne.

> La possibilità di sintonizzarsi con gli stati della mente del genitore consente al bambino di amplificare i suoi stati emozionali positivi, di controllare quelli negativi, e di sviluppare capacità di autoregolazione. In questo modo la vicinanza della figura di attaccamento, oltre ad essere essenziale per la sua sopravvivenza, permette al bambino di utilizzare gli stati della mente dell'adulto per organizzare le funzioni della sua mente (Siegel D.J., 2001, p. 148).

Si può immaginare che, proprio attraverso le esperienze con i propri genitori, si costruisca il pensiero e che, perciò, anche esso abbia origine come forma di comunicazione interpersonale.

I processi di attaccamento riguardano aspetti cognitivi e affettivi e ci confermano che pensiero ed emozione sono intrecciati e indivisibili.

Kandel

Il nostro lavoro terapeutico e riabilitativo è stato spesso visto come una perdita di tempo, perché non aveva evidenze scientifiche e si basava su presupposti e risultati che venivano messi in discussione.

Sin dai primi studi sulla mente era stato sentito effettivamente il bisogno di basi solide su cui poggiare le esperienze, che mano a mano si accumulavano.

Questa necessità era già sentita da S. Freud, che ne accenna nel *Progetto di una psicologia* nel 1895, e viene ripresa parecchi anni più tardi da D. Winnicott, il quale cita quanto scritto da E. Jones nel 1946.

> Determinare l'entità che comprende esattamente gli elementi mentali irriducibili, particolarmente quelli di natura dinamica, costituisce, secondo la mia opinione, uno dei nostri scopi finali più affascinanti. Questi elementi hanno necessariamente un equivalente somatico e, probabilmente, neurologico, e così, con un metodo scientifico, dovremmo riuscire a diminuire notevolmente il solco, vecchio come il mondo, tra intelletto e corpo. Oso predire che si scoprirà allora che l'antitesi che ha reso vani gli sforzi di tutti i filosofi si fonda su di un'illusione. In altre parole, io non credo che l'intelletto esista veramente come entità, un'affermazione forse sorprendente in bocca ad uno psicologo. Quando parliamo dell'influenza dell'intelletto sul corpo o di quella del corpo sull'intelletto, non facciamo che abbreviare e semplificare per comodità una frase più complessa... (Winnicott D., 1975, p. 291).

L'anno di svolta è stato il 1998, quando E. Kandel, poi premio Nobel per la medicina nel 2000, ha pubblicato sull'«American Journal of Psychiatry» un suo articolo dal titolo *A New Intellectual Framework for Psychiatry*[1].

[1] Questo articolo è stato tradotto in italiano e pubblicato nel volume edito da Raffaello Cortina nel 2007, al quale si farà d'ora in poi riferimento per i dati bibliografici.

In *Un nuovo contesto intellettuale per la psichiatria* egli ha esposto come i risultati del suo lavoro di ricerca dimostrassero quello che era pensiero comune, cioè che siamo quelli che siamo sia a causa del patrimonio genetico che dell'influenza dell'ambiente e che, anche per questo, vi è la possibilità che una psicoterapia sia efficace.

È dato ormai ampiamente conosciuto che il rischio di sviluppo della stessa malattia psichiatrica in gemelli monozigoti è statisticamente significativo, ma che comunque tale rischio si concretizza solo in una percentuale di casi, non in tutti.

La concordanza, cioè la tendenza a sviluppare la schizofrenia, per esempio, è del 15% nei gemelli dizigoti e del 45% nei gemelli monozigoti. È evidente l'importanza del patrimonio genetico ma è evidente, altrettanto, che siamo lontani da quel 100% che escluderebbe influenze ambientali.

Semplificando un po' ma non troppo, sappiamo che se vengono seminati due semi dello stesso arbusto, magari anche geneticamente modificati così da essere sicuri che siano proprio identici, la loro successiva forma dipenderà anche da come noi li poteremo.

Vale forse la pena di esaminare in dettaglio alcuni passaggi dell'articolo suddetto.

Dopo aver fatto un breve *excursus* storico sullo sviluppo della ricerca psicologica e aver, tra l'altro, sottolineato come, in passato, la strada di una visione puramente psicologica fosse obbligata a causa della immaturità delle neuroscienze, egli propone "un nuovo contesto intellettuale per la psichiatria" basato su cinque punti.

1. Tutti i processi mentali, perfino i processi psichici più complessi, derivano da operazioni del cervello. L'assunto cardine, al riguardo, è che ciò che comunemente chiamiamo mente rappresenta un insieme di funzioni svolte dal cervello. L'azione del cervello non si limita a comportamenti motori relativamente semplici, come camminare e mangiare, ma si estende a tutti gli atti cognitivi complessi, consci e inconsci, che associamo al comportamento proprio dell'uomo, come il pensiero, il linguaggio e la creazione di opere letterarie, musicali e artistiche. Un principio correlato è che i disturbi del comportamento che caratterizzano la malattia psichiatrica rappresentano anche disturbi del funzionamento cerebrale, anche quando le loro cause sono chiaramente di origine ambientale.
2. I geni e i loro prodotti, le proteine, sono importanti determinanti degli

schemi di interconnessione tra i neuroni cerebrali e delle loro specifiche funzioni. I geni – e, più specificamente, le combinazioni tra geni – esercitano quindi un controllo significativo sul comportamento. Dunque, la genesi dei principali disturbi mentali dipende anche da una componente genetica.
3. Una modificazione dei geni, da sola, non può spiegare tutta la variabilità osservabile in un dato disturbo mentale. Vi contribuiscono in misura notevole anche fattori sociali ed evolutivi. Proprio come le combinazioni di geni concorrono a determinare il comportamento, anche il comportamento e i fattori sociali possono esercitare un'azione retroattiva sul cervello modificando l'espressione genica e il funzionamento delle cellule nervose. L'apprendimento, incluso l'apprendimento che induce una disfunzione comportamentale, si traduce in un'alterazione dell'espressione genica. Pertanto, tutta la "cultura" si esprime, in ultima analisi, sotto forma di "natura".
4. Modificazioni dell'espressione genica indotte dall'apprendimento producono cambiamenti negli schemi di connessione neuronale. Questi cambiamenti non solo contribuiscono a formare le basi biologiche dell'individualità, ma probabilmente sono responsabili dell'insorgenza e del persistere di anomalie comportamentali indotte da circostanze sociali.
5. Nella misura in cui la psicoterapia e la consultazione psicologica sono efficaci e producono cambiamenti di lunga durata nel comportamento, è presumibile che ciò avvenga attraverso il processo di apprendimento, che modifica l'espressione genica agendo sull'efficacia delle connessioni sinaptiche e riscrive i percorsi anatomici delle interconnessioni tra i neuroni del cervello. È ipotizzabile, quindi, che il perfezionamento delle tecniche di visualizzazione cerebrale consenta alla fine una valutazione quantitativa dell'esito della psicoterapia (Kandel E., 2007, pp. 45-46).

Le scoperte si sono basate su studi di laboratorio su di un mollusco, la Aplysia Californica, che possiede un sistema nervoso molto più semplice di quello umano ma, per certi versi, simile.

Mentre la funzione modello, la sequenza del gene – e la capacità dell'organismo di replicare quella sequenza – non è soggetta all'esperienza ambientale, la funzione trascrizionale del gene – la capacità di un dato gene di controllare la produzione di proteine specifiche in ogni data cellula – è invece soggetta a intensa regolazione "ed è a questa regolazione che si deve l'influenza dei fattori ambientali" (ivi, pp. 49-50).

Ciò significa che l'ambiente è in grado di modulare l'espressione che i geni fanno di se stessi tramite la produzione di proteine, il rafforzamento o l'indebolimento delle connessioni esistenti, la formazione di nuove connessioni nervose.

L'ambiente, in estrema sintesi, ha il potere di attivare determinati geni e di indurli a esprimersi.

A questa possibilità è legato il concetto di *epigenoma*. Si tratta di un complesso di strutture che attivano questo o quel gene in questa o quella cellula nelle diverse fasi della vita ma, soprattutto, sulla base degli stimoli, che dall'esterno giungono all'individuo.

Si può ben dire che non vi è alcun cambiamento del comportamento che non si rifletta nel funzionamento del sistema nervoso e che questo nuovo funzionamento si traduce in cambiamenti strutturali. E questo, come vedremo, apre la porta anche ai cambiamenti strutturali durante un trattamento psicoterapeutico.

Il lavoro di E. Kandel è stato basilare perché ha documentato *scientificamente* tutto questo, ma la ricerca negli anni seguenti è andata oltre. Recentemente è stato dimostrato come le modificazioni, di cui si è parlato prima, possono in taluni casi essere trasmesse alle cellule figlie e, conseguentemente, andare a costituire il patrimonio ereditario vero e proprio.

In sintesi, cambiamenti di lunga durata nelle funzioni mentali comportano precedenti modificazioni nell'espressione genica e, in certe condizioni, esse possono essere trasmesse ai nuovi nati. È un passaggio definitivo.

I cambiamenti strutturali avvengono attraverso meccanismi biologici quali, per esempio, sono l'apoptosi, il *pruning*, il *priming* e il *kindling*.

L'apoptosi è una morte cellulare programmata e ordinata, non dovuta a una malattia, la quale, anzi, comporta un vantaggio per il sistema. Essa può essere influenzata da fattori interni ed esterni.

Pruning in inglese significa "potare, sfrondare" e si riferisce alla pratica agricola di asportare parti della pianta ammalate o morte o non produttive. È un termine che, poi, è passato anche a designare quei processi di regolazione neurologica, attraverso i quali vengono eliminate le connessioni non necessarie.

Priming ha molti significati, tra i quali quello di "saturare", ed è usato per spiegare quel meccanismo in base al quale l'esposizione a uno stimolo influenza, per una sorta di memoria, la risposta a uno stimolo successivo.

Il *kindling* consiste in una facilitazione della trasmissione cellulare nervosa rispetto a un singolo *input* se questo viene preceduto da una serie di stimoli con determinate caratteristiche. La ripetizione di questo meccanismo, a causa delle modificazioni dell'espressione genica conseguenti, spiegherebbe l'insorgenza di certe forme di epilessia o, a seguito di stimoli biopsicosociali stressanti, di certe forme di disturbi dell'umore.

Può essere interessante ricordare anche che esistono ricerche qualificate che dimostrano come chi vive in città piccole (quindi più *a misura d'uomo*) o in zone agricole abbia meno rischi di ammalarsi di schizofrenia rispetto a chi vive in grandi città.

Ogni giorno esperienze sensoriali e apprendimento creano, probabilmente, un indebolimento delle connessioni sinaptiche in alcune circostanze e un rafforzamento delle connessioni stesse in altre.

Ciò conduce a un altro ambito di riflessione.

Come risulta chiaro da tutto ciò, si è portati a ipotizzare che, nella misura in cui la psicoterapia o la farmacoterapia hanno successo nel condurre a cambiamenti sostanziali nel comportamento, ciò avvenga attraverso modificazioni nell'espressione genica che producono cambiamenti strutturali nel cervello.

Ciò è stato dimostrato vero in varie patologie, tra le quali il Disturbo Ossessivo Compulsivo.

Il DOC si associa a un'iperattività funzionale della sommità del nucleo caudale[2]. Dopo un trattamento efficace del DOC con un SSRI (come la fluoxetina)[3] o con un trattamento comportamentale (con tecniche di esposizione e prevenzione della risposta), si osserva una sostanziale riduzione dell'attività (misurata dai livelli di metabolismo del glucosio) nella testa del nucleo caudale destro.

Similmente a quanto accade nel cervello del bambino molto piccolo, che risponde anche strutturalmente alla relazione con l'ambiente, anche nella relazione psicoterapeutica avvengono cambiamenti nella funzione e nella struttura del cervello. La psicoterapia modifica il flusso ematico regionale cerebrale, il metabolismo dei neurotrasmettitori, la plasticità sinaptica.

---

[2] È una struttura che si trova sotto la corteccia cerebrale.

[3] Si tratta di farmaci che intervengono nel metabolismo della serotonina.

Inoltre, è stato dimostrato che non è vero che non ci può essere riproduzione di cellule nervose dopo la nascita. Risale agli ultimi anni del secolo scorso la scoperta che esistono anche nel cervello le cellule staminali.

> Quanto detto finora fa ritenere che, quando un terapeuta parla a un paziente e il paziente ascolta, non solo si instauri un contatto visivo e vocale, ma l'azione dell'apparato neuronale del terapeuta stia avendo un effetto indiretto e, auspicabilmente, durevole sull'apparato neuronale del paziente. Con tutta probabilità, vale anche il contrario: nella misura in cui le nostre parole producono cambiamenti nella mente del paziente, è probabile che questi interventi psicoterapici trasformino anche il nostro cervello. Questa prospettiva consente di integrare approccio biologico e approccio socio psicologico (ivi, p. 62).

Ciò influenza non poco un nuovo modo di concepire il rapporto psicoterapeutico.

Le modificazioni possono essere ottenute non solo nei bambini o, comunque, in età evolutiva, ma anche, seppure con più difficoltà, in età adulta, durante la quale è pur sempre possibile la creazione di nuovi legami associativi, poiché le reti nervose sono in uno stato di continuo riarrangiamento.

Tutto ciò ha, però, un limite molto importante: la possibilità di modificazioni da sviluppo psicologico normale a psicopatologico e viceversa di un individuo dipendono non solo dall'età, ma anche dalle esperienze nei primi anni di vita, cioè dalla qualità delle sue prime relazioni significative.

Il cambiamento, cioè, può esservi in ciascuna fase dello sviluppo anche se è, ovviamente, limitatato dalle caratteristiche della struttura della personalità come si era organizzata nelle prime fasi della vita.

Un altro dato interessante, collegato a quanto appena scritto, è che la transizione da memoria a breve termine a memoria a lungo termine (chiamato *consolidamento*) dipende probabilmente dalla trasformazione delle modificazioni temporanee della trasmissione sinaptica in modificazioni persistenti dell'architettura sinaptica nell'ambito di specifiche regioni cerebrali.

Ogni volta che il ricordo viene rievocato esso viene, poi, sottoposto a un nuovo processo di consolidamento come quello che si verifica dopo un nuovo apprendimento. Esso è definito *riconsolidamento*.

Di conseguenza, si può dire che, invece di aver luogo una sola volta, l'immagazzinamento della memoria è un processo che si ripete ad ogni evocazione del ricordo. Questa scoperta ha contribuito a rivedere il concetto che le memorie a lungo termine siano immagazzinate nel cervello e non possano essere rielaborate e mostra che i ricordi possono essere continuamente aggiornati, modificati e anche cancellati. Quindi, se la traccia mnesica originale diventa suscettibile di cambiamenti ogni volta che la memoria è riattivata, il trattamento psicoterapico, che induce i pazienti a rievocare e rielaborare le passate esperienze traumatiche, poiché interferisce con il processo di riconsolidamento, può aiutare a eliminare o, almeno, a ridurre il peso di ciò che produce patologia

Quando fu chiamato a parlare di sé in tribunale, Socrate non si vantò di nulla. Raccontò semplicemente la sua storia, la sua vita. Accadeva per la prima volta, fu un atto rivoluzionario, che è giunto fino a oggi. «Infatti questo gesto immancabilmente si ripete tra noi, ogni volta che la situazione esige l'attraversamento di una soglia, una trasformazione di vita, una metamorfosi profonda. Anche noi, nel nostro piccolo, accade che vi ricorriamo d'istinto» (Sini C., 2006, p. 43).

Punti di vista diversi sulla psicoterapia

> Chi è nato donna porta il peso di due genitori sulle spalle. Dentro il grembo. Per tutta la vita non fa' che sostenere loro e la folta schiera di chi è venuto prima: genitori di genitori, avi e avi di avi: come una scatola cinese sino all'ultima generazione. Non si fa che seminare e inseminare genitori, in ogni gesto. Andando raminghi e restando fermi. Ogni notte si spartisce il letto con un padre e il sonno con una madre, sino allo spuntar del giorno (A. Oz).

L'esistenza intrauterina dell'essere umano è proporzionalmente più breve rispetto a quella degli altri animali. Egli, quindi, entra nel Mondo più incompleto di loro. Ciò gli consente particolari capacità di apprendimento legate alla sua immaturità, ma accentua anche l'importanza che viene ad acquisire il rapporto con questo Mondo in tutti i suoi aspetti.

Noi siamo la nostra storia con tutte le vicende che abbiamo vissuto e tutte le relazioni che abbiamo stabilito lungo gli anni. Qualora intraprendiamo un percorso psicoterapeutico, è da questo che dobbiamo forzatamente partire.

Ma qual è il fine di una psicoterapia?

> La psiche di coloro che hanno partecipato in maniera importante al nostro sviluppo continua a vivere in noi, nei dettagli e nella struttura generale della nostra storia, e per cambiare il corso della nostra vita può essere necessario riconoscere e analizzare le influenze che questi fattori esercitano sui nostri temi narrativi centrali... Mettere le persone in grado di raggiungere una maggiore coerenza all'interno delle loro menti e nei loro rapporti con gli altri le può aiutare ad affrontare in maniera più articolata e soddisfacente la vita (Siegel D.J., 2001, pp. 66-67).

Questo, a mio parere, deve essere il fine nobile, anche se non altisonante, della psicoterapia.

La psicoterapia, diremmo oggi, è una relazione in cui due esseri umani collaborano su un piano di parità.

In passato vi erano un terapeuta (teoricamente sano) e un paziente (malato per definizione).

La necessità di cambiare modalità di approccio era già chiara a S. Ferenczi, che vedeva l'esperienza terapeutica come risultato del confronto fra due menti e non come ricerca su una soltanto delle due. Sono due persone che si influenzano a vicenda nel loro essere l'una sia soggetto sia oggetto nei confronti dell'altra.

Piuttosto che pensare vi siano una persona malata ed una sana è più utile pensare all'incontro tra due persone che ricevono pressioni dal mondo interno e dal mondo esterno, che hanno proprie ansie, dipendenze e difese e nella relazione ognuna ha sue particolari modalità di risposta.

Ma cosa significa "psicoterapia"? Tante definizioni ne sono state date e non vale la pena ripeterle.

Forse può essere più utile dire cosa non è psicoterapia.

L. Biswanger non amava molto la parola "psicoterapia".

> Nel termine "psicoterapia", sono implicite tanto la semplificazione quanto la "riduzione" di questo rapporto interpersonale. E ciò da tre punti di vista. Innanzitutto perché al posto di un vero partner, e cioè l'uomo ammalato, viene chiamata in causa una mera astrazione scientifica: la "psiche", mentre l'altro partner, il medico, svanisce dietro la sua funzione di terapeuta...; poi, perché non si esplicita che una sola direzione di rapporto, quella che va dal medico come soggetto di funzione terapeutica alla psiche dell'ammalato, e non anche viceversa; infine, perché il confronto tra medico e malato non si esprime come un vero rapporto interumano, ma soltanto come una prestazione, un servizio rivolto a qualche cosa. Infatti, in senso medico-psichiatrico, "psiche" non significa affatto persona (nel senso di co-esistente) e nemmeno soggetto psicologico, ma oggetto "animato", organismo animato, unità funzionale psichica, globalità di funzioni vitali psichiche... Se ci volessimo limitare ad intendere la psicoterapia nell'accezione stretta del termine, riducendo il significato della coesistenza umana che la fonda ad una "unilaterale" prestazione medico-psichiatrica, non potremmo mai comprendere e chiarire "come essa possa di fatto agire" (Biswanger L., 1984, p. 138).

E allora, come può agire la "psicoterapia"?

Per spiegarne l'efficacia bisogna rifarsi a due concetti "essere-con-gli altri" e "essere-per-gli altri", rimarcando come queste sfere dell'essere ugualmente esprimono forze originarie. Secondo Biswanger sono proprio la consapevolezza di sé, l'empatia, l'identificazione con gli altri e, più in generale, i processi intersoggettivi a essere il fondamento della psicoterapia.

I due concetti non possono essere disgiunti. Infatti, "essere con gli altri" senza "essere per gli altri" rischia di essere una comoda ipocrisia. Viceversa, il solo "essere per gli altri" può essere confusivo perché manca l'Io di uno dei due soggetti. Separatamente i due atteggiamenti psichici sono inefficaci se non dannosi.

Gli stati mentali, che sono in sostanza spazi privati del Sé, possono e debbono essere condivisi tra individui.

Oggi sappiamo bene che queste attitudini sono largamente dipendenti da risorse dell'emisfero destro, che sono le prime a svilupparsi e che è proprio l'emisfero destro a giocare un ruolo cruciale nella possibilità di stabilire una relazione appropriata tra Sé e il Mondo.

Sono le particolari operazioni implicite del cervello destro, di cui si è parlato precedentemente, che sono essenziali per il funzionamento interpersonale e adattativo e che sono specificatamente attivate nell'alleanza terapeutica.

In origine la madre non viene conosciuta come persona. "La madre è più significativa e identificabile con un processo che un oggetto" oppure con un "oggetto trasformativo" (Bollas C., 1989, p. 22). Il neonato ne ha una conoscenza, potremmo dire, esperienziale, per ciò che essa fa per lui e con lui.

L'emisfero destro è dominante per gli aspetti più ampi della comunicazione e per le esperienze emotive soggettive. E la comunicazione implicita di stati affettivi tra i cervelli destri della diade paziente-terapeuta riprende quella della diade madre-bambino. Il correlato neurobiologico di questa considerazione è sintetizzato nell'affermazione che l'organizzazione del Sé in una mente in via di sviluppo avviene nel contesto di una relazione con un altro Sé, un'altra mente.

Le transizioni affettive vengono espresse, nella cura del bambino come in psicoterapia o nei rapporti quotidiani, attraverso comunicazioni visuo/facciali, uditivo/prosodiche, tatto/gestuali.

Non potrebbe essere diversamente, in quanto le esperienze più pregnanti per lo sviluppo psichico futuro si svolgono in periodi della vita precedenti all'accesso al simbolico.

Ciò vale per tutti i contesti che facilitano la crescita, in età evolutiva, in psicoterapia, nelle relazioni di aiuto (soprattutto nei casi di ritardo mentale o psicosi grave, in cui è limitato l'accesso al simbolico), grazie alle comunicazioni non consce e non verbali del cervello destro. Nell'essere umano adulto il 60% di tutta la comunicazione è trasmesso in modo non verbale.

Senza il non verbale sarebbe difficile raggiungere gli aspetti empatici e partecipativi dell'intersoggettività. Si avrebbe solo una comprensione limitata dell'esperienza soggettiva dell'altro.

Pur con tutta la necessaria prudenza, si può affermare che «l'empatia è di per sé terapeutica in senso lato, un atto benefico nel senso ampio della parola» (Kohut H., 2003, p. 193).

L'empatia, come forma particolare di identificazione senza confusione, non è incompatibile con la razionalità.

> Si potrebbe dire che il soggetto... si dimentica di sé. In realtà, non si dissolve affatto nell'altro. Il suo rapporto con la gioia dell'altro è infatti indiretto, non arriverà mai a fondersi con essa... Nell'empatia, guardata con attenzione, la posizione dell'io e dell'altro non è mai fissa, domina piuttosto un movimento verso il dentro e verso il fuori, di avvicinamento e di allontanamento. Non dimentichiamo che questo movimento è la relazione (Boella L., 2006, p. 58).

Sebbene sia stato affermato che è il contenuto affettivo della voce dello psicoterapeuta e non il contenuto semantico che ha un impatto sul magazzino di memorie implicite del paziente, non va, però, sottovalutato il contributo al trattamento della mente conscia del cervello sinistro del clinico.

La nostra memoria esplicita, d'altronde, è continuamente influenzata dai modelli mentali della memoria implicita ed essi possono essere ritrovati sotto traccia in ciò che diciamo, in ciò che facciamo, in come ci comportiamo o nel modo in cui ci rapportiamo con gli altri.

Sempre nelle esperienze psicoterapeutiche il miglioramento viene ottenuto utilizzando elementi verbali e non verbali, mescolando aspetti affettivi e cognitivi e sfruttando una ritualità ben codificata.

Il rito viene definito come una serie di azioni compiute secondo modalità codificate. Esso è legato alle convenzioni culturali degli agenti che lo fanno e\o lo vivono

Paradigmatiche sono le pratiche taumaturgiche che erano condotte nel tempio di Asclepio a Epidauro. Per gli antichi greci, infatti, la malattia rappresentava non tanto una degenerazione del corpo, quanto piuttosto la rottura di un ordine dovuta all'irruzione di un elemento esogeno che poteva essere estirpato, perché possedeva un'esistenza indipendente già all'esterno del malato.

> Il paziente, che si recava al tempio, doveva compiere, quindi, prima della vera e propria terapia divina, una serie di atti preliminari che riguardavano l'igiene della persona e la dieta alimentare. Probabilmente, in questa fase, gli venivano somministrate bevande che inducevano una sorta di ipnosi e che comunque, unite al sonno e alla stanchezza della lunga attesa, contribuivano a creare nel soggetto uno stato confusionale, in cui il confine tra veglia e sonno diveniva sempre più incerto. Solo dopo questa purificazione, al malato era consentito accedere al recinto sacro, dove gli veniva assegnato il posto per adagiarsi, avvolto da una coperta, su una pietra rivestita di pelle animale o su una coltre di foglie aromatiche, che favorivano il rilassamento. L'incubazione era iniziata. A questo punto, si abbassavano o si spegnevano del tutto le luci delle fiaccole, i sacerdoti cominciavano a camminare con passo solenne, e pronunciavano preghiere ad Apollo e ad Asclepio. Nel dormiveglia, il malato credeva di vedere effettivamente il dio Asclepio e i suoi figli: forse si trattava solo di sacerdoti che indossavano vesti simili a quelle che la fede popolare attribuiva alle divinità (Puliga D., Panichi S., 2007, p. 168).

Qui interessa sottolineare la ritualità della psicoterapia e del gioco. Questi fenomeni sono caratterizzati dalla presenza di una *cornice psicologica*. La cornice psicologica comunica che ciò che essa include è un'azione rappresentativa o una *finzione*.

> Tra i mezzi più frequentemente usati per mettere il rito "in cornice" si trovano le "formalità" del comportamento... Come si è visto, la cornice segnala che ciò che essa ingloba è "fittizio", "rappresentativo", ecc.; ma d'altra parte essa ha l'effetto di isolare le impressioni prodotte dalle rappresentazioni delle impressioni suscitate dal mondo reale che rimane all'esterno. In tal modo, la cornice può anche funzionare come schermo contro quegli indizi esperienziali che contraddicono l'effetto

di realtà delle immagini che essa ingloba, quando queste immagini sono particolarmente evocatrici. Così, paradossalmente, la cornice assume due funzioni contraddittorie: l'una segnala che ciò che essa contiene è fittizio; l'altra fa dimenticare che lo è. L'importanza relativa di due aspetti del funzionamento della cornice permette di differenziare gioco, arte, rito (Enciclopedia Einaudi, 1981, *Rito*).

Nel gioco, l'efficacia evocativa di ciò che è messo in cornice non è mai così grande da obliterare il messaggio che questo è un gioco. «Se, però, il giocatore si identifica troppo intensamente con il gioco, questo cessa di essere tale, per diventare follia...» (*ibidem*).

Se è pur vero che originariamente la teoria dell'attaccamento ha focalizzato il proprio interesse sui comportamenti e sulle attività cognitive, sempre più, successivamente, ha approfondito l'importanza delle emozioni e della loro regolazione.

Ciò è stato fondamentale per una nuova lettura dei processi che avvengono all'interno dell'alleanza psicoterapeutica e ha comportato un pieno recupero concettuale dell'importanza dell'affettività.

In proposito è ancora pienamente valido quanto scrissero con mirabile sintesi J. Piaget e B. Inhelder.

> Come abbiamo visto a più riprese, l'affettività costituisce l'energetica delle condotte il cui aspetto conoscitivo si riferisce alle sole strutture. Non esiste dunque alcuna condotta, per quanto intellettuale essa sia, che non comporti come moventi dei fattori affettivi; ma reciprocamente non potrebbero esservi stati affettivi senza intervento di percezioni o di comprensione che ne costituiscono la struttura conoscitiva. La condotta è dunque una, anche se le strutture non spiegano la sua energetica e se, viceversa, questa non rende conto di quelle: i due aspetti, affettivo e conoscitivo, sono contemporaneamente inseparabili e irriducibili (Piaget J., Inhelder B., 1970, p. 135).

Il cervello destro potrebbe quasi essere definito un cervello emotivo, che è connesso con il corpo e con il sistema nervoso autonomo, che ha un'anatomia, una fisiologia e una biochimica proprie, la cui formazione è più precoce del cervello sinistro.

Perché attribuiamo un ruolo così importante alle emozioni e alla loro regolazione nella organizzazione del Sé? Il perché forse è legato al fatto che le emozioni costituiscono i processi fondamentali attraverso i quali la mente presta attenzione e conferisce valore e significato agli eventi interni ed esterni e da esse dipende anche la rielaborazione delle informazioni. La regolazione delle emozioni e la loro rielaborazione sono processi fondamentali nella organizzazione della mente.

Anche il semplice ricordo spesso non è solo un fatto cognitivo ma una intensa esperienza affettiva.

> L'attività compiuta nell'atto di ricordare – rende presente l'assente – amplia l'orizzonte della nostra esperienza in una forma che mantiene netta la distinzione tra ciò che siamo nel presente e ciò che eravamo. Ricordare è un'esperienza vivente dotata di grandi poteri. Si può arrivare fino a rivivere nel ricordo la gioia con la stessa vivezza del passato. Viceversa, si può ricordare come patetico un avvenimento che si era vissuto come divertente... (Boella L., 2006, p. 62).

Come abbiamo già visto, un corretto sviluppo affettivo dipende dalle prime relazioni di attaccamento.

La nostra crescita, la nostra evoluzione, la nostra salute fisica e mentale dipendono da quello che oggi si chiama un *caregiver*. Possiamo *crescere* solo grazie alla relazione con un altro essere umano che sia geneticamente programmato per questo e in cui questa capacità potenziale non sia stata distrutta dalla storia personale.

Lo stesso vale per la psicoterapia.

È suggestivo, a questo proposito, come viene illustrato il concetto di funzione, in matematica e in natura, nella Enciclopedia Einaudi.

> In matematica, il concetto è associato alle situazioni in cui una grandezza, chiamata appunto "funzione", è determinata dal valore assunto da un'altra grandezza chiamata "variabile". Si tratta perciò di una relazione di dipendenza da parte di una grandezza nei confronti di un'altra, dipendenza che d'altronde si trasforma facilmente in interdipendenza grazie alla nozione di funzione inversa... Se si passa dalla matematica alle scienze della natura inanimata, il concetto di funzione rimane sostanzialmente inalterato. Per esempio, quando in chimica si parla della funzione acida o basica di un tipo di molecole, si tratta sempre di proprietà che queste molecole manifestano in un dato ambiente, cioè del ruolo che hanno nell'insieme che esse costituiscono unitamente a ciò che le circonda e che con esse interagisce (Enciclopedia Einaudi, 1979, *Funzione*).

Da parte di chi aderiva a uno specifico orientamento in ambito psicoterapeutico, in passato (e qualche volta anche oggi), i processi di guarigione o di miglioramento della situazione emotiva del paziente venivano attribuiti in modo deterministico alla tecnica usata. Da alcuni anni si è presa consapevolezza che non vi è un metodo in assoluto migliore di un altro. Accanto alle variabili specifiche per ogni modello di trattamento, vi sono fattori cosiddetti non specifici, che sembrano avere primaria importanza. Sono, per esempio, elementi quali il *setting*, l'attenzione alla comunicazione verbale e non verbale, la qualità della relazione, il rispetto per la persona con tutte le sue difficoltà, l'alleanza terapeutica e, non ultimo, la relazione empatica.

Probabilmente non vi è una tecnica migliore delle altre o, forse, una tecnica è migliore di un'altra ma solo per un certo paziente.

Se non è primaria la tecnica specifica, è accettabile il cosiddetto "eclettismo tecnico" cioè «un orientamento ateorico, diretto a scegliere le tecniche migliori per un certo paziente e per un certo problema da differenti modelli, dei quali non necessariamente è condiviso il fondamento teorico» (Gislon M., 1999, p. 263)?

Al di là delle posizioni personali rimangono fondamentali per il buon fine di una terapia la congruenza, l'atteggiamento non giudicante e la capacità di comprensione empatica del terapeuta.

Nell'atteggiamento non giudicante, a mio parere, non vi è sotteso solo un concetto etico, ma anche una considerazione molto pratica e concreta. Dovremmo sempre tenere a mente che, qualora avessimo vissuto le medesime esperienze della persona che ci è di fronte, mai potremmo essere certi che noi avremmo saputo fare di meglio.

Lo sguardo non giudicante dà una qualità particolare alla relazione non solo con i pazienti ma, forse soprattutto, con la famiglia.

In tutto quello che è stato sin qui detto a proposito di memoria, di ricordi, di esperienze precoci si fa esplicito riferimento alle vicende trascorse, al passato.

Bisogna ammettere che la psichiatria e la psicoanalisi hanno dato quasi esclusiva importanza agli effetti della vita passata come forza motivazionale, mentre nell'uomo anche il futuro ha un effetto importante sulla mente rispetto sia alla salute che alla malattia, in quanto le emozioni più forti sono suscitate in noi dalle nostre angosce proiettate nel futuro.

I cambiamenti che avvengono nel sé autobiografico nell'arco di una vita non sono dovuti soltanto al rimodellamento, conscio e inconscio, del passato che si è vissuto, ma anche alla determinazione e al rimodellamento del futuro che si prevede. Sono convinto che un aspetto chiave dell'evoluzione del sé abbia a che fare con l'equilibrio di due influenze: quella del passato che si è vissuto e quella del futuro che si prevede. Il significato della maturità personale è che i ricordi del futuro, previsti per un momento che potrebbe arrivare, hanno in ogni istante un grande peso nel sé autobiografico. I ricordi degli scenari che concepiamo come desideri, obiettivi e obblighi esercitano in ogni momento una pressione sul Sé. Senza dubbio partecipano anche al rimodellamento, conscio e inconscio, del passato vissuto e alla creazione della persona che immaginiamo di essere, momento per momento (Damasio A.R., 2000, p. 272).

Alcuni aspetti del controtransfert

La nostra mente si struttura nel rapporto con la mente degli altri e in questa sorta di dialogo, che continua per tutta la vita, che sia quello tra madre e bambino o tra uomo e donna o tra paziente e terapeuta, vi è influenza reciproca. Si modifica e si viene modificati nei pensieri e nel sentire.

Molti tipi di relazioni interpersonali, quando si creano forme di comunicazione che comportano lo stabilirsi di un collegamento fra gli stati della mente di due individui e una reciproca attenzione nei confronti delle loro storie, possono indurre o favorire cambiamenti nella vita di un individuo. Essi si riflettono in una diversa costruzione dei suoi processi narrativi.

Paziente e terapista formano una coppia inestricabilmente legata e complementare, formano un *campo* che è più di una somma ed è completamente diverso da quello che ognuno dei due è separatamente dall'altro.

Non è possibile, quindi, evitare una breve riflessione sul controtransfert. Il concetto di controtransfert è nato con S. Freud. Veniva considerato la conseguenza dell'influenza che il paziente esercitava sui sentimenti inconsci dell'analista e un ostacolo allo svolgimento dell'analisi.

Certamente differente è la lettura odierna, alla quale si è giunti dopo un secolo da quel primo scritto di S. Freud. A partire dalle riflessioni di S. Ferenczi, sempre più è stato considerato un elemento fondamentale per il successo della terapia.

Empatia, tatto e sensibilità erano per S. Ferenczi gli agenti del cambiamento.

Ciò che più importa in psicoterapia non è il contenuto cognitivo ma quello affettivo delle nostre comunicazioni al paziente, che dipende dal nostro modo di sentire empatico.

La componente affettiva si esprime soprattutto nella scelta delle parole e nelle sfumature emozionali.

Se è vero che il controtransfert talvolta è stato considerato un problema e una resistenza, dobbiamo anche segnalare, però, che più spesso è stato valutato in modo ben diverso.

Per esempio, R. Money-Kyrle sosteneva (onestamente, senza grande successo) come il controtransfert non sia altro che normale empatia.

Enrica era una bambina di sei anni bella, pulita, sorridente, ben vestita, educata. Mentre disegnava nella stanza di consultazione, mi sono reso conto che ero rigido nella relazione. Mi sono chiesto che sentimento provassi e mi sono risposto che provavo aggressività. Forse che Enrica mi faceva partecipe di un suo sentimento di aggressività? Non potendo rimanere nel dubbio, ho chiesto un appuntamento con i genitori e da loro ho saputo che se, mentre erano in auto, per qualche minuto scendevano a comprare un giornale o le sigarette, Enrica iniziava a rompere quanto aveva a portata di mano.

Possiamo, perciò, dire che le transazioni transfert-controtransfert rappresentano comunicazioni non consce e non verbali cervello destro-mente-corpo, che vengono espresse con segnali affettivi, visivi e uditivi.

Come si è evidenziato, è acquisizione ormai abbastanza condivisa che il contenuto del linguaggio sia un mezzo relativamente povero per esprimere qualitativamente e quantitativamente le emozioni, mentre la prosodia e la mimica sembrano avere il primato nel segnalare l'informazione affettiva.

Nel monitorare le risposte controtransferali alle comunicazioni implicite facciali, prosodiche e gestuali del paziente, il cervello destro del clinico segue i flussi delle proprie risposte affettive somatiche e li sottopone a critica.

Gli antichi greci descrivevano un Io che dialogava con la mente (*Iliade*, XVII, 90-106) e anche in noi, non diversamente, ci deve sempre essere un Io che lucidamente legge la relazione (e controlla che l'intuizione non sia delirio).

Winnicott

Le riflessioni e le ricerche discusse nei capitoli precedenti non affrontano un aspetto da sempre oggetto di particolare attenzione in ambito psicoterapico, quale è il cosiddetto *setting*.

Vi è stato uno psicoanalista che ha avuto particolare attenzione per questo problema nei suoi lavori, sia che riguardassero i bambini che gli adulti: D.Winnicott. Nel pensiero di questo Autore troviamo alcune intuizioni inaspettate, che ci riportano a quanto è considerato pregnante in un lavoro terapeutico. Perciò, prima di focalizzare l'attenzione sul *setting*, merita accennare ad alcune sue intuizioni e affermazioni.

> L'uso che spesso fece Winnicott di termini biologici rende chiara l'idea di una sua tesi centrale e cioè che la psicologia altro non è che la naturale evoluzione della fisiologia, anzi, nei primi mesi, la psicologia coincide con la fisiologia. È con la crescita e con la differenziazione delle funzioni mentali che la presentazione dell'oggetto diventa rappresentazione simbolica, attraverso il contributo della fantasia, dell'immaginazione e, soprattutto, della memoria, che sono andate via via sviluppandosi e assumendo forme elaborate e complesse (De Benedetti Gaddini R., 1989, p. 797).

Su questo piano di lettura è ben nota la sua affermazione che non esiste un bambino senza una madre e non sembra di forzare il suo pensiero se si afferma che, in qualche modo, egli vedeva l'infante come fisiologicamente predisposto ad aprirsi al Mondo e a noi adulti come prodotto ultimo di qualcosa che ha là le sue radici.

D. Winnicott non si è mai interessato solo al bambino, non lo ha mai visto come un essere isolato ma come un soggetto che sin dall'inizio è in relazione e il suo *focus* è sempre stato sulla coppia madre-bambino, perché, appunto, egli diceva che nei primi mesi di vita non esiste qualcosa chiamato bambino.

Un'altra sua importante intuizione riguarda la possibilità di sviluppare una psicoterapia senza la necessità di quella che in psicoanalisi viene chiamata *interpretazione*.

Egli è arrivato addirittura ad affermare come talvolta anche una «psicoterapia di tipo profondo possa essere fatta senza lavoro interpretativo» (Winnicott D., 1981, p. 98).

Anche in questo sembra, pur all'interno di una psicologia dinamica, aver precorso, sulla base della sua grande esperienza di lavoro, quanto poi è stato successivamente sostenuto e dimostrato.

«Se soltanto sappiamo aspettare, il paziente arriva a capire in maniera creativa e con gioia immensa, ed ora io godo di questa gioia più di quanto fossi solito godere della sensazione di essere stato intelligente. Io penso che interpreto soprattutto per far conoscere al paziente i limiti della mia comprensione. Il principio è che è il paziente, e solo il paziente, a possedere le risposte» (ivi, p. 152).

> La psicoterapia non consiste nel fare interpretazioni brillanti ed appropriate; in linea di massima ed a lungo termine è un ridare al paziente su un ampio arco di tempo ciò che il paziente porta... Ma non vorrei dare l'impressione di ritenere che questo compito, di riflettere su ciò che il paziente porta, sia facile. Non è facile, ed è emotivamente spossante. I pazienti, anche se non guariscono, ci sono grati per il fatto che li abbiamo visti come sono, e ciò ci dà una soddisfazione profonda (ivi, p. 199).

D. Winnicott, tuttavia, non escludeva l'interpretazione, però, non solo il paziente ma anche il terapeuta devono saper giocare.

Quando pensiamo al gioco, immaginiamo sempre il bambino, ma esiste anche un modo di giocare dell'adulto: espressioni del volto, umorismo, tono di voce.

Ci sono bambini o adulti che sanno giocare e altri che non lo sanno fare.

«Mi sembra che sia valido il principio generale che la *psicoterapia si svolge nella sovrapposizione di due aree di gioco, quella del paziente e quella del terapeuta*» (ivi, p. 102).

Interpretare quando il paziente non ha alcuna capacità di giocare è inutile o, addirittura, dannoso.

Se per tutti questi aspetti egli si può avvicinare ad Autori successivi come A. Shore o D. Stern, ben altra importanza, rispetto a questi, mi sembra abbia rivestito per lui il tema del *setting*.

Il *setting*, che comprende anche terapeuta e paziente, può essere descritto, secondo Bion, come qualcosa che aiuta a contenere, comprendere ed elaborare le emozioni.

D. Winnicott lo paragonava alla situazione che vive il bambino quando inizia la propria vita con la madre. Analogamente, il *setting* deve essere fatto di attesa, di accoglimento, di sguardi, di tono della voce, di disponibilità, di partecipazione empatica e di desiderio di capire.

Tutto ciò parla soprattutto dell'emisfero destro.

Va anche sottolineato che, come da lui formulato, il *setting* non è qualcosa di rigido, non è un contenitore inerte. È un ambiente empatico in cui chi ha bisogno di aiuto a poco a poco può elaborare mentalmente le sue emozioni grazie a un altro essere umano attento a tirarsi quasi da parte per dare spazio a quanto gli viene comunicato, adulto o bambino che sia. E il *setting* deve cambiare con l'età del paziente.

Il *setting* per D. Winnicott non è più solo quella costruzione di prevedibilità che serve a evidenziare le variazioni del transfert, ma è un teatro dinamico dove due attori contribuiscono egualmente al gioco della psicoterapia.

Questo gioco, alla pari di qualsiasi altro gioco umano, è fatto di regole, creatività, rappresentazione, comunicazione, sospeso, come ha scritto G. Bateson, tra ciò che è *fantastico* e ciò che non lo è.

Schema corporeo

Tra quanti si sono occupati di "schema corporeo" soprattutto è a P. Schilder e al suo fondamentale lavoro che si fa usualmente riferimento.

È un tema molto dibattuto e criticato, ma, a tutt'oggi, mi pare risulti, comunque, la formulazione migliore per colmare un vuoto concettuale.

Di esso sono state date molte definizioni, tra le altre rappresentazione tridimensionale di se stesso con sensazione dell'unità corporea oppure rappresentazione costante (nel senso che è sempre presente) e più o meno chiara (nel senso che può esservi un diverso grado di autocoscienza) del proprio corpo fermo in una posizione spaziale o in movimento.

Potremmo dire che esso è una sintesi nobile (cioè della corteccia cerebrale) di dati forniti da esperienze sensitive e sensoriali passate e attuali (soprattutto propriocettive e visive), influenzate da fattori biologici, emotivi e cognitivi.

Esso ha rapporto con la "coscienza di sé".

Comincia a crearsi nella prima infanzia ed è la base della consapevolezza della nostra corporeità.

Da una parte vi è la "somatognosia" cioè il corpo come oggetto di percezione e di sintesi percettiva, dall'altra vi è il corpo come oggetto di rappresentazione e quindi di conoscenza simbolica, intellettiva, affettiva, che dà origine alla cosiddetta "coscienza di sé".

Lo schema corporeo, dunque, non è solo una percezione, ma è soprattutto una rappresentazione costante, pur non essendo sempre cosciente.

Essa non è statica e viene continuamente rimaneggiata in un processo di strutturazione, destrutturazione e ristrutturazione dalla nascita e per sempre, per quanto può durare la nostra vita.

Lo schema corporeo segue, magari con un po' di ritardo, i cambiamenti somatici. Ciò è particolarmente evidente nell'adolescenza.

Il bambino di otto o nove anni è agile ed elegante, ma diventa in poco tempo un ragazzo goffo e impacciato, perché la rappresentazione mentale non si è riorganizzata con la stessa rapidità con cui le mani, le braccia, le gambe sono cresciute. L'adolescente per qualche tempo rischia di apparire come un elefante in un negozio di vetri.

> Lo schema corporeo è l'immagine tridimensionale che ciascuno ha di se stesso: possiamo definirlo "immagine corporea". Questo termine indica che non si tratta semplicemente di una sensazione o di un'immagine mentale: ma che il corpo assume un certo aspetto anche rispetto a se stesso; esso implica inoltre che l'immagine non è semplicemente percezione sebbene ci giunga attraverso i sensi, ma comporta schemi e rappresentazioni mentali, pur non essendo semplicemente una rappresentazione (Schilder P., 1984, p. 35).

Questo è lo "schema corporeo", l'immagine tridimensionale che ciascuno ha di se stesso e che può essere influenzata anche dall'Altro, non una semplice percezione sensoriale, ma un complesso insieme di schemi e rappresentazioni mentali, di cognitività e affettività.

Possiamo distinguere tra l'avere un corpo (corpo che ho) e l'essere un corpo (corpo che sono) ovvero tra un corpo anatomico (oggetto) e un corpo vissuto (soggetto). Il corpo che ho può, inoltre, essere pensato come il corpo che ho per me o il corpo che ho per gli altri. Talvolta queste modalità vanno all'unisono, talvolta, come nelle anoressiche, un corpo molto magro per amici, genitori e medici può essere visto e sentito grasso dall'interessata. Anche la deformazione della rappresentazione grafica di sé, per esempio negli emiparetici, è ben conosciuta. L'emilato colpito nei disegni è evidentemente diverso da quello sano, come, invece, non appare agli altri nella realtà.

Esiste un Io biologico, quello che ci rende unici e che non permette un trapianto senza rigetto eccetto che tra gemelli monovulari. Parimenti, esiste un Io psicosomatico che ci fa sentire diversi da tutti gli altri, per cui siamo noi stessi senza possibilità di confusione.

Anche in questo D. Winnicott appare particolarmente attuale quando afferma che il Sé è il potenziale innato che sperimenta una continuità dell'essere e acquisisce, a suo modo e col suo ritmo, una realtà psichica personale e un personale schema corporeo.

La mente è nel corpo. La mente ha una complessità tutta sua e anche il corpo la ha.

Lo schema corporeo, che ci accompagna per tutta la vita nel bene e nel male, ha le sue radici anche nelle relazioni interpersonali. Dà sostanza al nostro Sé. Ne è, potremmo dire, la struttura.

Note sul gioco

M. Cortellazzo e P. Zolli hanno scritto che il simbolo è un «elemento materiale, oggetto, figura animale, persona e simile considerato rappresentativo di un'entità astratta». Questo sostantivo viene fatto derivare dal sostantivo greco *symbolon* che significava "segno di riconoscimento, tessera", la cui origine, a sua volta, era nel verbo "mettere insieme, unire". Tale segno di riconoscimento era formato dalle due metà di un oggetto spezzato che potevano combaciare tra loro. Esso era, appunto, un segno di riconoscimento, per esempio, tra membri di una stessa setta (Cortellazzo M., Zolli P., 1992, *Simbolo*).

Da un punto di vista psicologico va considerato quanto è stato scritto da J. Laplanche e J.B. Pontalis. «L'origine della parola suggerisce l'idea che il senso consiste nel legame» (Laplanche J., Pantalis J.-B., 1974, *Simbolismo*).

Il simbolo permette lo scambio all'interno dell'ambiente culturale in cui nasce, essendo da esso fortemente determinato. La non accessibilità al simbolo, come è presente negli schizofrenici, comporta evidenti conseguenze nella possibilità di avere adeguati rapporti sociali.

In campo religioso, psicologico e poetico il simbolo ha una pluralità di sensi. Esso, quindi, può esigere una interpretazione.

Come il pensiero, anche la simbolizzazione non comporta il coinvolgimento del solo emisfero di sinistra.

In effetti, l'origine del simbolo, secondo D. Winnicott, sta nelle origini della vita, nel momento in cui la madre introduce la realtà esterna nel mondo del bambino. Al simbolo si collega la metafora. Il loro rapporto è molto complesso ed è stato sviluppato in modi molto differenti. Qui sono ripresi quegli approcci recenti e autorevoli, che meglio si legano al senso complessivo di questo lavoro.

La "metafora" può essere definita come la sostituzione di un termine con un altro «il cui senso letterale ha una qualche somiglianza col senso letterale della parola sostituita» (Mortara Garavelli B., 1989, p. 160).

È chiaro che qui ci si riferisce a parole prese isolatamente, come è proprio del piano della retorica.

Ci può interessare anche quanto scritto nella Enciclopedia Einaudi. Essa è legata alle emozioni e alla sensorialità e viene considerata una modalità di conoscenza della realtà e di appropriazione del Mondo, che richiede spesso «per essere in qualche modo spiegata nelle sue origini, il rinvio a esperienze visive, auditive, tattili, olfattive» (Enciclopedia Einaudi, 1980, *Metafora*).

Non c'è nulla nella mente che prima non sia stato nei sensi, potremmo dire.

La metafora è un *come se*.

Stefano, un tardo adolescente, una volta mi ha detto: "A forza di lasciar perdere, di lasciare che le cose mi entrino da un orecchio ed escano dall'altro, ho le orecchie come un'autostrada".

> Una metafora non può essere interpretata letteralmente... Essa non dice mai qualcosa che il destinatario potrebbe tranquillamente accettare come letteralmente vero... (una donna non è un cigno, un guerriero non è un leone). Occorre interpretare la metafora come figura. Non così accade col modo simbolico. Anche il destinatario ottuso che non lo coglie come tale può decidere che, preso in senso letterale, ciò che vien detto non blocca la coerenza semantica (Eco U., 1997, p. 249).

Anche quando ci rapportiamo con la vita mentale dell'altro, viviamo, in qualche modo, un rapporto metaforico.

L'essere empatico è il percepire lo schema di riferimento interiore di un altro con accuratezza e con le componenti emozionali e di significato ad esso pertinenti, come se una sola fosse la persona, ma senza mai perdere di vista questa condizione di *come se*. «Significa perciò sentire la ferita o il piacere di un altro come lui lo sente, e di percepirne le cause come lui le percepisce, ma senza mai dimenticarsi che è *come se* io fossi ferito o provassi piacere, e così via. Se questa qualità di "come se" manca, allora lo stato è quello dell'identificazione» (C. Rogers, 1993, p. 121).

C'è qualcosa di più, però, nella metafora. P. Ricoeur sostiene come nella metafora non si operi solamente una sostituzione di parole, ma vi sia proprio una modificazione del significato. La metafora, quindi, se è corretta la riflessione di questo Autore, dovrebbe permettere di esprimere significati nascosti.

In essa ritroviamo la creatività dell'uomo, la sua capacità di dare senso, la sua possibilità di pensare un progetto e di crearlo.

La metafora consente di accedere a qualcosa di celato, altrimenti inesprimibile, in un racconto i cui contenuti possono acquistare una coerente linearità, che si basa sull'organizzazione di una intera frase, non sull'esame di una parola soltanto.

Gli eventi possono diventare significativi solo se organizzati temporalmente e l'organizzazione temporale è il racconto. Il racconto metaforico integra sistemi sensoriali diversi e provoca modificazioni a livello inconscio.

Una frase è irriducibile alla somma delle sue parti.

La metafora ha il potere di ridescrivere l'esperienza, di riorganizzare la realtà, ma per cogliere questo potere occorre passare dalla parola alla frase e, infine, alla sequenza delle frasi.

Un linguaggio siffatto si avvicina al mondo del gioco. Anche nel gioco, infatti, si crea una metamorfosi, una sospensione dell'ordinario per dare vita a una particolare rappresentazione della realtà.

Il gioco contribuisce al passaggio verso questo nuovo livello di comprensione, in cui la mente può dare forma e significato a ciò che è reale ed esterno. Ma il gioco ha grande significato anche per il mondo interno.

Soltanto mentre gioca l'individuo, bambino o adulto, è in grado di essere creativo e di fare uso dell'intera personalità ed è solo nell'essere creativo che l'individuo scopre il Sé.

Il gioco coinvolge il corpo ed è il mezzo più immediato con cui il bambino racconta di sé, delle proprie esperienze incarnate, del suo malessere o del suo benessere, delle sue capacità di simbolizzare e quindi di dominare la propria istintualità primitiva.

Il gioco si svolge nel tempo e appare, quindi, un linguaggio piuttosto metaforico che simbolico.

Esso sembra essere metaforico anche perché richiede, come la metafora, una lettura non puntuale ma globale della sequenza.

La singola attività può essere letta a livello simbolico, ma nel suo svilupparsi e nel suo tutto richiede, per una sua comprensione, che ci situiamo in un'ottica metaforica.

Per il gioco, quindi, a mio parere, è più corretto parlare di gioco metaforico piuttosto che simbolico.

Forse anche grazie a questa caratteristica narrativa, la metafora favorisce l'integrazione di linguaggi diversi e il gioco psicomotorio, in quanto richiede l'utilizzazione del corpo e degli oggetti per raggiungere la parola ne è interessante punto di partenza, come ricerca e applicazione.

Il gioco ha una serietà profonda. Esso si fonda su una fiducia originaria, che si basa sull'affidabilità del genitore ed è grazie a questa che ci si può perdere in esso.

"È bene ricordare che il gioco è esso stesso una terapia" (Winnicott D., 1981, p. 97).

Psicomotricità

Dai tempi dei tempi le ninne nanne non cullano solo i bambini, cullano anche le mamme (F. Garcia Lorca).

Le radici della comunicazione sono somatiche e legate alle emozioni materne espresse dal tono muscolare e dalla prosodia linguistica. È l'inizio di un dialogo che si espanderà sulla realtà tutta, in cui il corpo ha un ruolo pregnante.

La conseguenza sarà la nascita dello specifico psichico dell'infante, cioè di colui che ancora non sa parlare.

E. Gaddini ha chiarito bene questo concetto. Nel neonato manca il senso di un confine, di una forma di sé, di uno spazio esterno, di un non-Sé. «In luogo degli stimoli percettivi e delle percezioni sopperiscono le sensazioni corporee. Più precisamente gli stimoli esterni producono modificazioni del corpo accompagnate da sensazioni. Sono queste sensazioni-modificazioni corporee che vengono avvertite, non gli stimoli» (Gaddini E., 1984, p. 150). E più oltre aggiunge: « A partire all'incirca dalla fine del terzo mese, la mente infantile comincia a incontrarsi con la percezione. In termini di sviluppo mentale, la comparsa della percezione coincide con l'oscuro senso di un non-sé, con le avvisaglie di quel processo noto come distacco, che implica un primo riconoscimento oggettivo del proprio essere separato» (ivi, p. 152).

Esiste una conoscenza fatta di esperienza, che ha a che fare con l'intera persona.

Non potrebbe essere diversamente poiché il cervello e il resto del corpo costituiscono una unità non separabile. L'essere umano interagisce con l'ambiente come un tutt'uno non con il solo corpo né con il solo cervello.

Vi sono molte ricerche che hanno mostrato come il neonato stabilisca con la madre una relazione, detta *mirroring*, consistente nell'imitazione di espressioni del volto, sguardi, suoni, che può essere letta come qualcosa che sembra preparare all'empatia vera e propria.

«Il bambino, che nasce in un ambiente umano carico di oggetti d'uso, non li comprende come tali perché ad un certo punto gli si sviluppa la "coscienza", ma la "coscienza" gli si sviluppa quando, maneggiando gli oggetti che gli si offrono sottomano, recupera nei suoi gesti e negli oggetti a cui si applicano l'intenzione di cui essi sono visibile testimonianza» (Galimberti U., 1984, p. 86)

È dai gesti e dalla mimica, che, poi, si svilupperà anche il linguaggio. Come U. Galimberti stesso ci ricorda, possiamo usare la parola *sorridere*, per esempio, solo perché siamo capaci di farlo.

Dal periodo preverbale i piccoli hanno una conoscenza relazionale implicita.

> Osservazioni ed esperimenti suggeriscono fortemente che i bambini interagiscono con il caregiver sulla base di una grande quantità di conoscenza relazionale. Essi mostrano anticipazioni e aspettative e mostrano sorpresa o rabbia se le aspettative sono disattese. Inoltre, questa conoscenza implicita è registrata in rappresentazioni di eventi interpersonali in modo non simbolico, a partire dal primo anno di vita. Questo è evidente non solo nelle loro aspettative, ma anche nella generalizzazione di alcuni modelli interattivi... La "conoscenza relazionale implicita" non è certo solo del bambino nella fase pre-simbolica. Una vasta gamma di "saperi" impliciti relativi ai molti modi di essere con gli altri continuano per tutta la vita, tra cui molti dei modi di essere con il terapeuta che chiamiamo transfert. Questi "saperi" spesso non sono simbolicamente rappresentati, ma non sono necessariamente dinamicamente inconsci, nel senso di essere esclusi, per difesa, dalla consapevolezza (Stern D.N. e Coll., 1998, pp. 905-906)[1].

Quando proviamo emozioni di dolore, di piacere o di paura il nostro corpo risponde con modificazioni che possono andare dall'eccitazione alla dilatazione delle pupille, dal tremore all'aumento del battito cardiaco, dal pianto al bisogno di una maggiore ossigenazione.

Non sorprende, quindi, che ormai sia da molti condivisa l'idea che, se la mente è *incorporata*, in qualche modo anche la psicoterapia lo sia.

Il corpo non è solo oggetto espressivo dei bisogni, dei desideri, dei timori. Esso diventa talvolta anche parte integrante nella strutturazione di una psicopatologia.

---

[1] Traduzione personale.

Il pensiero non va solo a tutte le malattie psicosomatiche nelle quali è prevalente, si potrebbe dire, il senso metaforico rispetto al senso simbolico. Va ricordato anche quanto scritto da E. Bick sul ruolo della motricità nella costituzione di una seconda pelle.

> Il bisogno di un oggetto contenente, nello stato di non-integrazione in cui si trova inizialmente il bambino, sembra spingere alla frenetica ricerca di un oggetto – una luce, una voce, un odore, o un altro oggetto sensibile – capace di attirare l'attenzione e di essere quindi sperimentato, almeno momentaneamente, come qualcosa che tiene insieme le componenti della personalità. L'oggetto ottimale è costituito dal capezzolo in bocca, insieme con la percezione dell'essere tenuto tra le braccia della madre, della sua voce e del suo odore ormai familiare (Bick E., 1984, p. 91).

Questo oggetto contenente è vissuto concretamente come una pelle. Disturbi che si creano a questo livello possono condurre alla formazione di una "seconda pelle", con funzione di contenitore, attraverso la quale la dipendenza dall'oggetto è sostituita da una pseudoindipendenza e dall'uso inappropriato di certe funzioni mentali o di attitudini innate. «Il fenomeno della "seconda pelle" che sostituisce l'integrazione primaria della pelle, si manifesta come una forma parziale o totale di corazza muscolare, o come una corrispondente forza verbale» (ivi, p. 94).

Sono purtroppo abbastanza frequenti negli adolescenti le condotte autolesive (pugni, bruciature con mozziconi di sigarette, tagli) le quali servono a soddisfare alcuni bisogni psichici. Senza dilungarci troppo, esse sono funzionali a scontare sensi di colpa, trasformare un dolore psichico incontrollabile in un dolore fisico concreto, che ha una sede dove si può concentrare la mente senza perdersi più in fantasie angoscianti. A ciò si aggiunga che il sangue, che esce dalla ferita, dà la sensazione che diminuisca la tensione interna e che ci sia vita in un corpo, per altri versi, sentito come estraneo. L'effetto viene descritto come raggiungimento di un senso di benessere, di sollievo, di rilassamento. Tutto ciò contribuisce anche a recuperare la percezione di un'identità. Alcuni di questi comportamenti sono socialmente accettati: piercing o tatuaggi. Altri vengono considerati francamente patologici: *burning*, cioè procurarsi delle bruciature (ad esempio spegnendosi le sigarette sulle mani o sugli avambracci), oppure *cutting*, cioè procurarsi delle ferite più o meno profonde, di solito sugli avambracci e, poi, magari, impedire alle ferite stesse di cicatrizzarsi.

Le relazioni con il proprio corpo e con l'ambiente sono spesso fonte e luogo di conflitto.

A iniziare dal corpo e dalle sue parti avviene il processo di simbolizzazione. Il rapporto con l'oggetto primario (la madre) è intriso di sentimenti di amore e di timori persecutori. Per difendersi da questa ambivalenza il bambino dovrà trovare dei sostituti al corpo materno (simboli) per preservarlo dai suoi attacchi e allontanarsi da esso. Allontanarsi significa rischiare e avere paura ma anche sperimentare il piacere della libertà, della motricità e della scoperta del mondo.

Il rifiuto della dipendenza, così comoda ma così limitante, diventa un potente stimolo a distaccarsi. I due desideri opposti di incontro e di confronto, alternandosi variamente e ripetutamente tra progressioni e regressioni, usualmente portano al raggiungimento di una identità.

Pensiamo alle fiabe che si raccontano ai bambini.

Sono storie tremendamente violente, ma si riallacciano alle fantasie inconsce del bambino e gli permettono di immaginare un mondo buono (quello dove vive) e un mondo cattivo in cui lui è l'eroe che esce vittorioso sempre. Sentendosi in tal modo confortato, trionfatore sulle sue difficoltà, egli cura le sue paure e le sue angosce.

«La capacità di vivere in una "foresta di simboli" è quindi sinonimo di creatività, essa stessa prodotto di molteplici spostamenti delle pulsioni distruttive del soggetto su oggetti successivi, sempre più lontani dal loro bersaglio originario» (Chasseguet-Smirgel J., 2005, p. 29).

In qualsiasi modo venga espressa l'esperienza della fusione e della rottura, ha le sue radici nella corporeità.

Attraverso la via tonico-corporea il bambino può esprimere la sua storia passata, le sue relazioni attuali e la sua originalità umana in rapporto con lo spazio, il tempo, gli oggetti e le persone.

Ormai siamo consapevoli che il corpo del paziente comunica sempre.

Perché tutto questo possa essere significativo, non fine a se stesso, è necessario, però, che egli venga *riconosciuto* da parte di un interlocutore che instauri con lui una relazione sincera.

Il bambino esprime il suo malessere sul piano motorio e comportamentale. Così è anche per l'adulto con ritardo mentale. Solo dall'adolescenza viene acquisita la capacità di utilizzare un pensiero astratto (basti pensare alle domande su Io e Mondo, Essere e Divenire, Dio e Uomini, Vita e Morte, Bene e Male) e, quindi, la possibilità di leggersi dentro e di esprimere a parole ciò che sente.

Col corpo e con le sue modificazioni toniche, nella mimica e nei gesti, rispondiamo anche a emozioni risvegliate da situazioni ambientali attuali ma non direttamente dipendenti dal contesto in cui ci troviamo realmente.

Ricordi di esperienze precedenti provocano una risposta emozionale che può essere percepita con la stessa intensità di quando l'evento è accaduto, scatenare risposte somatiche (sudore, tachicardia) specie se si è trattato di un evento traumatico e mettere in moto comportamenti conseguenti.

Cosa dire dell'esperienza corporea da parte della madre? Piuttosto che al tanto che è stato scritto, vorrei qui accennare a una riflessione personale.

In una mia lontana attività di visite neurologiche con neonati in seconda giornata di vita ho vissuto, nel primo periodo, emozioni che mi hanno fatto pensare a quello che può essere sperimentato dalle madri con il loro primogenito. Nel contatto con i piccoli avevo la percezione di una loro grande fragilità e la mia preoccupazione per questa, nel manipolarli, comportava una non piccola tensione muscolare.

Con l'andare del tempo mi sono accorto di essere sempre più, diciamo così, abile e questo mi ha rimandato a quella che può essere la differenza di percezione reciproca tra la madre e il primo figlio rispetto a quelli successivi.

Ciò non è strano, in quanto la muscolatura (anche vocale) è il canale più immediato con cui reagiamo agli eventi esterni sia piacevoli sia preoccupanti.

Dobbiamo qui rifarci al concetto di *tonicità* e non a quello di *tono muscolare*. Ciò che conta è come la mamma tiene in braccio e come parla.

Emblematica è la storia di Silvia, che era stata segnalata al Servizio di NP.I. per un sospetto ritardo mentale. Il suo comportamento nella stanza di consultazione non convinceva del tutto sulla validità di questa diagnosi. Per un chiarimento ho chiesto un colloquio con la mamma, che viveva separata dal marito. Era stato un matrimonio felice con molti amici e molti svaghi sino a quando, alla fine della gravidanza di Silvia, la signora non aveva più potuto seguire il marito, il quale invece aveva continuato la vita di sempre, uscendo quasi tutte le sere. La signora era entrata in depressione e piangeva tutto il giorno. "Piangevo anche quando cantavo la ninna nanna a Silvia... Dottore, non so se significhi qualcosa ma anche adesso, quando sente una ninna nanna, Silvia piange".

La Pratica Psicomotoria Aucouturier[1]

Per una riflessione sulla psicomotricità e sulla formulazione che ne ha dato B. Aucouturier sia per gli aspetti educativi che terapeutici[2], possiamo prendere come punto di partenza un pensiero di A. Shore. Gli affetti vengono sempre comunicati all'interno di un campo intersoggettivo costituito da due individui, in un modo tale per cui questo campo include non solo due menti ma anche due corpi.

Ciò è vero per tutti e a qualsiasi età, ma lo è particolarmente per il bambino, per il significato che il corpo ha nel suo sviluppo cognitivo e affettivo.

Nei primi anni di vita per la comunicazione ha maggiore importanza la motricità piuttosto che il linguaggio verbale. Poi, certamente, quest'ultimo acquista prevalenza, ma fino all'adolescenza, come abbiamo già visto, non viene acquisita la capacità di leggersi dentro ed esprimere con le parole la complessità dei sentimenti, il senso di confusione o la preoccupazione. Fino allo sviluppo puberale (e assai spesso anche in noi adulti) essi si concretizzano ancora in comportamenti.

Il linguaggio segue alla motricità in vari modi.

«La madre trasforma la sintassi del senso e dei gesti del bambino in linguaggio, perché fa continui commenti sul bambino in sua presenza. Commentando la gestualità corporea del bambino, spesso modifica l'ambiente a suo favore, collegando il linguaggio e la trasformazione reale dell'ambiente» (Bollas C., 1989, pp. 199-200).

In questo primo linguaggio la madre dà senso ai *segni* corporei, posturali, vocali, tonici del bambino, opera una trasformazione di quanto lei

---

[1] Un particolare ringraziamento va a Sonia Compostella Formatrice in PPA e Direttrice dell'A.R.F.A.P. di Bassano del Grappa (VI) per il suo contributo alla stesura di questo capitolo.

[2] Bernard Aucouturier ha creato e sviluppato la Pratica Psicomotoria Aucouturier (conosciuta con l'acronimo PPA – registrazione n° 083593368 per la Francia il 06/08/2008 e n° 007562556 per la Comunità Europea il 10/11/2009).

percepisce, vive, sente, vede del proprio bambino, ri-modula le esperienze in pensieri e i pensieri in parole, creando così legami che iniziano dai contatti corpo a corpo legati ai bisogni del bambino come l'alimentazione, l'addormentamento, la pulizia. Gli sguardi, la voce, la *tonicità* dell'abbraccio stabiliscono fra loro un legame fondamentale fatto di comunicazione e comprensione.

Per incontrare e tenere nei propri pensieri l'Altro con i suoi bisogni, le sue potenzialità, le sue fragilità, però, è necessario che l'uno non sovrapponga la sua realtà ai bisogni altrui, ma che li accolga nella sua mente e li riconosca.

Ciò è valido nell'incontro educativo o terapeutico con ogni persona, sia essa bambino, adolescente o adulto. Lo psicomotricista formato in Pratica Psicomotoria Aucouturier [da ora in poi PPA] deve, cioè, sapersi correttamente identificare «nei bambini di ogni età, nei bambini in difficoltà, negli adulti che soffrono, considerandoli come persone testimoni di un'esperienza unica e accogliendoli con grande rispetto» (Aucouturier B., 2005, p. 189).

La PPA, pur con gli specifici riferimenti teorici, si ricollega, in fondo, alla tradizione psichiatrica, la quale considera che tre sono gli elementi di base della vita mentale: pensiero, affettività e azione.

Essa si basa sulla convinzione che nel corpo si sovrappongano e si intreccino realtà diverse e tiene conto dei mondi possibili del bambino come dell'adulto. Riprendendo il pensiero fenomenologico, possiamo descriverli come *Umwelt* (il mondo fisico-biologico), *Mitwelt* (il mondo umano e sociale) e *Eigenwelt* (il mondo interiore che comprende esperienza corporea e psichica).

Il suo fine originario è di rispondere ai problemi della mente incarnata, dell'identità e del *setting*, all'interno di un lavoro educativo o terapeutico col bambino partendo dal corpo e dal movimento. Ma molte intuizioni possono essere assai utili anche con adulti danneggiati.

La relazione per raggiungere questo fine è mediata dal gioco motorio, dal fare e si accorda con alcuni aspetti su cui rifletteva D.N. Stern: «L'assunto di base è che il cambiamento sia fondato sull'esperienza vissuta. Comprendere, spiegare e raccontare qualcosa non è sufficiente di per sé a produrre un cambiamento. Ci doveva essere anche un'esperienza reale, un evento soggettivamente *vissuto*, con sentimenti espressi e azioni compiute in tempo reale, nel mondo reale, con persone reali, in un momento esperito come presente» (Stern D.N., 2005, p. XIII).

Nella filosofia fenomenologica si considera che, proprio attraverso tutte le esperienze di *potere* e *sensibilità*, avvenga l'individuazione primaria.

Fare, poter fare è divenire, manifestare, costruire e affermare se stesso davanti al mondo.

«Noi tutti abbiamo potuto osservare dei bambini che giocano e ci siamo stupiti di fronte alla loro capacità di creare. Insisto sul termine creare. Il bambino si dondola attaccato a una corda, si avvolge in un tessuto, si nasconde, gioca all'autista, al cavaliere, al cantante... Il bambino crea storie e contemporaneamente ricrea se stesso affermando il suo potere sul mondo e integrando il modo in cui vive» (Aucouturier B., 2012, p. 3).

L'azione, dunque, è una possibilità fondante di espressione del soggetto e di realizzazione della persona.

R. De Monticelli ha ben sottolineato che le funzioni e i loro correlati biologici non sono individuanti. «Ciò che è individuante è il come e il quando del loro esercizio... Ciò che individua non è il vedere ma il guardare, non il parlare ma il come e il cosa si dice, non la memoria ma il come e cosa si ricorda, non il dolore ma il come lo si sopporta» (De Monticelli R., 2009, p. 250).

In certe teorie psicomotorie non viene integrato il linguaggio. Nella PPA, invece, il linguaggio non è escluso, anche se non è la modalità di comunicazione prevalente. Nell'evoluzione psichica il *fare* precede il *dire*. E, naturalmente, la verbalizzazione è maggiore con gli adulti.

Il bambino, come abbiamo visto, fino ai due anni, non ha accesso al linguaggio e al pensiero verbale. Le sensazioni sperimentate a un livello tonico-affettivo ed emozionale non possono essere concettualizzate e, quindi, poi anche nella vita adulta non possono essere verbalizzate.

Le caratteristiche del tono muscolare, della motricità e, soprattutto, dell'uso di essa nel gioco, proprio perché si collegano alla parte più intima dell'esperienza, aprono ampi spazi di comprensione dell'essere del bambino e non solo.

«È giocando che il bambino prende dimora nel mondo..., si dà al mondo – predisposto prima di lui, con le sue istituzioni (*instituere* indica appunto questo predisporre) – per dispiegare la spontaneità della sua libertà assumendo nel gioco le strutture dell'esistenza che gli preesistono...» (Ulrich F., 2013, p. 111).

Grazie al gioco il mondo esterno può essere messo in relazione col mondo interno e viceversa. Ciò apre la strada per un possibile cambiamento.

L'aspetto particolare nella PPA, rispetto a tutte le altre attività che si basano sul gioco, psicomotorie e no, riguarda l'importanza che viene data alle azioni nel gioco e al fatto che il piacere che le accompagna possa, di per se stesso, attenuare alcune situazioni dolorose, che il bambino può avere sino ad allora vissuto.

Ciò non deve scandalizzare.

D. Winnicott sosteneva, come già riportato precedentemente, che una psicoterapia di tipo profondo può essere fatta anche senza lavoro interpretativo.

La psicoterapia, d'altronde, non è fondata principalmente sul "parlare" ma sul "comunicare".

È interessante ancora una volta sottolineare come, a proposito della psicoterapia con il bambino, D. Winnicott usi, con una intuizione che ha precorso i tempi, proprio la parola *comunicazione*, quando sostiene che la comunicazione in terapia avviene nella sovrapposizione degli spazi potenziali.

In stanza con il bambino, per esempio, lo psicomotricista deve saper distinguere ciò che il bambino fa per fare effettivamente, ciò che fa per far vedere e ciò che fa per sperimentare.

Il terapista, inoltre, è partner di gioco e di ascolto, ma anche garante di regole.

Vi sono nelle sedute delle *regole del gioco* condivise da tutti i partecipanti, che, insieme a una certa ritualità, danno significato alla stanza, al gioco stesso e alla relazione.

Vi è uno spazio investito dallo psicomotricista e uno spazio investito affettivamente (tramite gli oggetti, il movimento, la gestualità, la voce, lo sguardo) dal bambino, dove egli può vivere liberamente la propria espressività motoria e in cui lo psicomotricista cerca di trasformare i movimenti del bambino in azioni, di connetterle tra loro in un tutto coerente e temporale.

Lo psicomotricista con la sua identità permette al bambino o al disabile, che stanno costruendo la propria, di provare il piacere di essere corpo e mente insieme.

Gli interventi, sempre indiretti e rivolti a integrare verbale e comportamentale del paziente, non sono mai sul sintomo. Essi mirano al raggiungimento di un'adeguata strutturazione del Sé attraverso l'interiorizzazione di esperienze corporee.

Lo psicomotricista deve aver molto ben lavorato sul proprio corpo nel rapporto con se stesso e con quello altrui per poter acquisire un corretto approccio educativo o terapeutico (evidentemente in situazioni diverse e con differenti obiettivi).

Il sistema di attitudine che lo psicomotricista utilizza per compiere il suo lavoro non può essere appreso solo leggendolo sui libri. È qualcosa che si costruisce dentro la persona attraverso una permanente indagine su di sé, che permette di conoscersi e, in primo luogo, di conoscere il proprio corpo, di sentirlo, ascoltarlo e saperlo gestire negli stati di affaticamento, tensione e preoccupazione.

È ancora valido quanto scriveva Platone molti secoli or sono. Il bene maggiore è fare ricerche su se stessi e sugli altri, farsi domande, riconoscere i propri limiti e mettersi alla prova.

L'attitudine presuppone la capacità di tollerare gli attriti, che si possono produrre in noi a un livello profondo, saperli raggiungere e riconoscere; l'esperienza dell'alterità deve essere vissuta in tutte le sue sfumature possibili (anche nelle emozioni eccessive), mantenendo stabilità, rimanendo in asse, rispondendo il più possibile efficacemente, calorosamente e con fermezza alle domande che riceviamo.

La professione è ideata e scelta, la professionalità è costruita progressivamente e alimentata costantemente. Richiede un'adeguata preparazione perché la persona arrivi a costruire le proprie "forme" concettuali e pratiche in ordine ai fini specifici del proprio *fare* o, meglio, del proprio *essere nel saper fare*.

Si deve non tenere conto solo del proprio Sé esplicito ma ancora di più del Sé implicito basato, non a caso, sul corpo, poiché è più importante come siamo rispetto a ciò che facciamo nella relazione.

Per il corpo, per i corpi vale quanto si può dire a proposito del linguaggio. Il linguaggio è un'operazione a due. Mentre parlo, sento e capisco le mie parole e mentre ascolto "riparlo" in me le parole dell'altro.

Così il nostro corpo è sempre oggetto dell'osservazione altrui come lo è quello del paziente. E, come pensava anche J.-P. Sartre, nello sguardo dell'Altro scopriamo qualcosa di noi.

Parti di me, che si esprimono nei miei atti, nei miei gesti, nelle mie espressioni, di cui non ero consapevole, mi si rivelano sotto lo sguardo altrui.

Del linguaggio, poi, viene fatto un particolare utilizzo sia dal punto di vista semantico che prosodico e gli interventi dello psicomotricista, anche nella pratica educativa, sono sul *qui e ora*.

Nella seduta, dopo la rappresentazione grafica o la costruzione plastica, il linguaggio è un punto di arrivo. A partire dal movimento, il fine è proprio il raggiungimento della capacità di esprimere le emozioni senza agirle, di non aver più bisogno di oggetti concreti perché basta il pensiero.

Infine, l'importanza che viene data al *setting* nella PPA (per esempio, l'organizzazione della stanza o la strutturazione della seduta sin dai piccoli particolari come l'entrata e l'uscita) forse non si ritrova in altre teorizzazioni psicomotorie.

Sappiamo bene il significato del *setting*. Cambiano certe caratteristiche formali, ma non cambia la sostanza se parliamo di un'aula, di una palestra di ri-abilitazione o di una stanza per attività espressive in un CEOD. È il quadro, la sceneggiatura che comprende le persone e le azioni. Se non c'è un *setting* di riferimento stabile, elastico ma chiaro, gli eventi perdono di significato e non è possibile sapere esattamente dove si trovano un corpo o una mente, in quell'istante.

In uno spazio e in un tempo ben definiti possono essere espressi contenuti affettivi e cognitivi anche violenti e distruttivi nella sicurezza data da un contenimento fisico ed emotivo garantito da chi è meno compromesso.

La PPA nel suo più recente sviluppo si inserisce perfettamente nella rilettura che della psicoterapia hanno fatto le neuroscienze e, soprattutto, nella rilettura psicodinamica della teoria dell'attaccamento per l'importanza data alla relazione, all'empatia, al coinvolgimento del corpo nell'informazione emotiva, all'acquisizione dell'identità.

Bene ha sintetizzato tutto ciò, già molti anni or sono, A. Imbasciati. Lo psicomotricista deve esplicare «la funzione di contenitore di oggetti interni e di metabolizzatore idoneo a restituirli al soggetto in forme da questi usabili per le operazioni mentali» (Imbasciati A., 1983, pp. 179-180).

Non dovrebbe essere così sempre nelle relazioni terapeutiche e, quindi, in un certo senso, anche in quelle pedagogiche ed educative?

Considerazioni finali

> Silenziosi e umili davanti all'infelicità, abbiamo il dovere di condividere la gioia della conoscenza, di combattere con la forza del pensiero la banalità e la noia (T. Nathan).

Leggendo queste parole di T. Nathan, non ho potuto fare a meno di pensare al lavoro con adulti e bambini, sani o affetti da una patologia neuropsichica.

Una relazione di aiuto, empaticamente orientata, che rispetti una persona con le sue difficoltà, è faticosa fisicamente e psicologicamente.

Era convinzione di C. Rogers che la relazione empatica sia un potente strumento di cambiamento in tutte quelle situazioni in cui siamo chiamati a prenderci cura dell'Altro e che essa non riguardi solo la psicopatologia.

Una relazione empatica ha valore «tanto per i soggetti schizofrenici quanto per le ordinarie classi di alunni, tanto per i nevrotici quanto per gli insegnanti e gli operatori del *counseling*» (Pinotti A., 2011, p. 90).

Lo scopo è la crescita emotiva dell'altro. E non dobbiamo aver paura di pensare che, quando si opera un cambiamento, questo possa essere dovuto a un nostro intervento, magari involontariamente *terapeutico*, perché il Sé si modifica grazie all'integrazione e all'organizzazione di diversi aspetti delle esperienze di un individuo.

La possibilità di raggiungere una integrazione del Sé e di tutte le altre funzioni della mente, come abbiamo ben visto, è legata a meccanismi di funzionamento dell'organismo e a relazioni interpersonali. Inoltre, abbiamo ricordi espliciti e consci, ma le nostre *storie* e i nostri sogni possono contenere aspetti impliciti nelle nostre vite, di cui non siamo consapevoli.

La letteratura è ricca di storie in cui gli Autori propongono temi emozionali che sarebbero altrimenti rimasti inaccessibili alla coscienza. Come ci ricorda D.J. Siegel, noi pure attraverso il racconto di storie possiamo a volte comunicare verbalmente agli altri e anche a noi stessi. Ciò può avere un profondo effetto organizzante sulla mente. Moduliamo le nostre emozioni e diamo un senso al Mondo, connettiamo pensieri e sensazioni.

Ciò vale per tutti, che siano bambini o adulti, sani o con grave ritardo mentale o con psicopatologia, perché in tutti ci sono delle strutture antiche di relazione ed è necessario non perderle di vista nella percezione routinaria.

Cristina era una bambina con un gravissimo ritardo mentale che frequentava la scuola elementare di un piccolo plesso con poche insegnanti. Era ben inserita ed era stata accettata da tutte le maestre eccetto una che le stava sempre distante. Un giorno questa bimba, che per tutta la sua vita mai sarà capace di dire una sola parola, riesce a sfuggire al controllo della sua insegnante di sostegno e si precipita nella classe di questa maestra, raggiungendo in un attimo la cattedra e facendole volare gli occhiali.

Se siamo messi in una interazione, è impossibile non comunicare reciprocamente in modo esplicito o implicito (i movimenti del corpo, la postura, la gestualità, l'espressione del volto, l'inflessione della voce e la sequenza, il ritmo e il tono delle parole pronunciate). La peggiore comunicazione è proprio cercare di evitarla.

> Quando noi parliamo con una persona, il nostro corpo parla e se i gesti, le posture che assumiamo, non sono coerenti con la cosa che stiamo dicendo, l'altro se ne accorge e dubita non del gesto, ma della parola. Se sto parlando a una persona che non può vedere il gesto, sarà il tono della mia voce ad avere la stessa funzione... La persona con gravissime pluridisabilità, che non parla e che non può muovere nulla, comunque comunica... Non c'è niente di meno ridicolo di una persona che cerca di esprimere i propri bisogni, i propri affetti, i propri pensieri, e che si trova di fronte uno che dice che lei non è in grado di comunicare... (Paolini M., 2009, pp. 83-85).

Quante cose si possono comunicare con un linguaggio non verbale? Si valuta che il 60% della comunicazione umana sia non verbale. Da parte nostra è solo lecito dire che talvolta ci risulta difficile comprendere e, perciò, possiamo vivere sentimenti di fatica e di frustrazione.

È stupefacente l'importanza della nostra sincerità nel modo di porci in relazione all'Altro e l'efficacia che essa può avere.

Ciò non significa, come già scritto, che chiunque sia uno psicoterapeuta, ma che sempre tutti dobbiamo pensare che i nostri comportamenti, le nostre parole, il nostro atteggiamento possono indurre benefici cambiamenti in coloro di cui ci prendiamo cura.

Non potrebbe essere diversamente, poiché il nostro cervello è un sistema complesso, *non lineare*, cioè un sistema il cui funzionamento non può essere compreso a partire dai suoi singoli elementi, in quanto la loro interazione fornisce al sistema stesso proprietà che possono essere estranee ai singoli elementi che lo costituiscono.

Un sistema dinamico è definito "non lineare" quando, in seguito a piccole variazioni negli *input*, si possono avere grandi e inaspettati cambiamenti negli *output* del sistema stesso.

Possiamo considerare le relazioni di aiuto come un'esperienza affettiva e cognitiva, che comporta modificazioni nelle persone che ci sono affidate, legata alla possibilità di aver potuto condividere la loro particolare situazione con un compagno di strada caratterizzato da capacità di identificazione, di contenimento e pensiero.

Il Gruppo di Studio sui Processi di Cambiamento diretto a Boston da D.N. Stern in un lavoro del 1998 ha introdotto alcuni concetti interessanti, qui in parte ripresi.

La ricerca in ambito psicoterapeutico sembra dimostrare che i pazienti conclusa una terapia tendono a ricordare soprattutto due tipi di eventi nodali, che pensano determinanti per il loro cambiamento: uno riguarda l'interpretazione chiara che ha riorganizzato il loro paesaggio intrapsichico, l'altro riguarda momenti speciali di connessione da persona a persona con il terapeuta.

Va chiarito che l'interpretazione di cui si parla è, comunque, un po' differente da quella che si intende usualmente in psicoanalisi.

Storicamente, l'interpretazione è stata legata alle dinamiche intrapsichiche piuttosto che alle regole implicite, che governano le operazioni di uno con gli altri.

Questa posizione si sta attualmente modificando.

L'interpretazione, di cui qui si parla, dovrebbe essere una descrizione dell'esperienza dell'altro che lo porta verso una migliore organizzazione del Sé.

Così accade anche grazie alle esperienze di *connessione*, che non necessitano dell'uso di parole. Facciamo ora un esempio di *connessione*.

Immaginiamo un bambino che visita un nuovo parco giochi con il padre.

> Il bambino si precipita verso lo scivolo e sale la scala. Mentre si avvicina alla cima, si sente un po' in ansia per l'altezza e i limiti della sua nuova abilità emergente. In un sistema diadico ben funzionante, egli cercherà suo padre come una guida per aiutarlo a regolare il suo stato affettivo. Suo padre risponde con un caldo sorriso e un cenno del capo, magari spostandosi un po' più vicino al bambino. Il bambino va su e supera la cima, ottenendo un nuovo senso di padronanza e di divertimento. Hanno condiviso, intersoggettivamente, la sequenza affettiva legata all'atto (Stern D.N. e Coll., 1998, p. 909)[1].

Se certi momenti pregnanti sono adeguatamente colti porteranno a un nuovo contatto intersoggettivo, nuovo nel senso che è stata creata una modifica della relazione implicita condivisa.

Possiamo dire che sia questo il significato profondo dell'espressione "accompagnare l'Altro". Dobbiamo conoscere l'importanza che hanno: la continuità, l'attendibilità, la capacità di adattarsi ai bisogni, le scelte per aiutare la creatività.

In una sola parola: dobbiamo saper contenere. «Potremmo dire, in modo ampio e generale, che indichiamo come contenimento tutte le attività e gli atteggiamenti diretti non tanto a un aumento della consapevolezza del paziente sul proprio stato psichico, ma a stabilire un contesto sufficientemente tranquillizzante e sostenitivo, per determinare in lui una maggiore stabilità emotiva» (Correale A., 1999, p. 277).

Il contenimento può essere visto semplicemente come una funzione diretta a stabilire o ri-stabilire un senso del limite oppure, in modo più complesso, nel senso che alla parola *contenitore* dà W. Bion. A suo parere il contenimento è una relazione dinamica tra un contenitore (la madre o la persona meno compromessa), che contemporaneamente sa comprendere, contenere e aiutare l'altro a tollerare ed elaborare le angosce sino a quando non avrà acquisito la possibilità di farlo in modo autonomo.

Il concetto di contenimento è per noi estremamente importante. È importante nel rapporto con il bambino sano e con tutti i tipi di pazienti, a qualsiasi età.

La capacità di contenersi (per esempio, contenere la motricità, l'attenzione, l'ansia), secondo la psicoanalisi e la teoria dell'attaccamento,

[1] Traduzione personale.

dovrebbe essere acquisita nei primi anni di vita attraverso la relazione introiettiva con adulti che sanno contenere.

Non c'è apprendimento vero se non all'interno di una relazione piacevole e creativa, giocosa, in cui il bambino o il disabile vengano lasciati liberi di esprimersi e sperimentare in una condizione di sicurezza (quindi, contenente), sentendosi protetti ma non prevaricati.

Come ricorda M. Paolini, vi sono contenitori espressivi, educativi o riabilitativi. A mio parere, ciò che conta particolarmente è che essi, comunque, delimitino metaforicamente spazi ordinati e flessibili.

Qualsiasi tipo di relazione, se vuole essere fruttuosa, deve aver luogo in questa sovrapposizione di spazi.

Ci vuole chi soccorra insieme il corpo e l'anima, allo stesso tempo il celeste e il terreno. Questo soccorritore nella tradizione chassidica è chiamato zaddik. Lo zaddik aiuta ma non si sostituisce.

> Egli è un guaritore così nel dominio del corpo come in quello dello spirito, perché egli conosce come siano legati l'uno all'altro e questa conoscenza gli permette di agire su ambedue. Egli ti insegna a condurre le tue vicende in modo che il tuo animo sia libero, e t'insegna a rafforzare il tuo animo così che tu possa far fronte ai colpi della sorte. E sempre di nuovo egli sa condurti per mano sino a quando sarai capace di avventurarti da solo... (Buber M., 1992, p. XIX).

Bibliografia

Albanese A., *Sull'empatia*, in «Psichiatria Generale e dell'Età Evolutiva», 46: 167-176, 2009.

Arieti S., *Il Sé intrapsichico*, Boringhieri, Torino 1979.

Aucouturier B., *La pratica psicomotoria. Rieducazione e terapia*, Armando, Roma 1995.

Aucouturier B., *Il metodo Aucouturier*, FrancoAngeli, Milano 2005.

Aucouturier B., *Sentirsi sicuro. Il gioco e la narrazione nel bambino*, Seminario in Bassano (VI), 2012.

Bateson G., *Verso un'ecologia della mente*, Adelphi, Milano 1977.

Berti E., Comunello F., *Corpo e mente in psicomotricità. Pensare l'azione di educazione e terapia*, Erikson, Trento 2011.

Bettelheim B., *Il mondo incantato. Uso, importanza e significati psicoanalitici delle fiabe*, Feltrinelli, Milano 2013.

Bick E., *L'esperienza della pelle nelle prime relazioni oggettuali* in AA.VV., *L'osservazione diretta del bambino*, Boringhieri, Torino 1984.

Bion W., *Apprendere dall'esperienza*, Armando, Roma 1972.

Bion W., *Trasformazioni. Il passaggio dall'apprendimento alla crescita*, Armando, Roma 1972.

Bion W., *Esperienze nei gruppi*, Armando, Roma 1983.

Biswanger L., *Per un'antropologia fenomenologica*, Feltrinelli, Milano 1984.

Boella L., *Sentire l'altro*, Raffaello Cortina, Milano 2006.

Bollas C., *L'ombra dell'oggetto*, Borla, Roma 1989.

Buber M., *I racconti dei chassidim*, Guanda, Parma 1992.

Camus A., *Il futuro della civiltà europea*, Castelvecchi, Roma 2012.

Chasseguet-Smirgel J., *Il corpo come specchio del mondo*, Raffaello Cortina, Milano 2005.

Correale A., *Il lavoro d'équipe*, in *Psicoanalisi e Psichiatria*, a cura di Berti Ceroni G. e Correale A., Raffaello Cortina, Milano 1999.

Cortellazzo M., Zolli P., *Dizionario etimologico della lingua italiana*, Zanichelli, Bologna 1992.

Damasio A.R., *Emozione e coscienza*, Adelphi, Milano 2000.
Damasio A.R., *L'errore di Cartesio*, Adelphi, Milano 2005.
Damasio A.R., *Il Sé viene dalla mente. La costruzione del cervello cosciente*, Adelphi, Milano 2012.
De Benedetti Gaddini R., *Le variazioni di tecnica nel trattamento dei bambini*, in *Trattato di Psicoanalisi – vol. I*, a cura di Semi A.A., Raffaello Cortina, Milano 1980.
De Benedetti Gaddini R., *La psicoanalisi infantile*, in *Trattato di Psicoanalisi – vol. II*, a cura di Semi A.A., Raffaello Cortina, Milano 1989.
De Monticelli R., *La novità di ognuno*, Garzanti, Milano 2009.
Eco U., *Semiotica e filosofia del linguaggio*, Einaudi, Torino 1997.
Einaudi Enc., *Funzione* , Einaudi, Torino 1979.
Einaudi Enc., *Gioco*, Einaudi, Torino 1979.
Einaudi Enc., *Metafora*, Einaudi, Torino 1980.
Einaudi Enc., *Rito*, Einaudi, Torino 1981.
Einaudi Enc., *Simbolo*, Einaudi, Torino 1981.
Fairbain W., *Natura e scopo del trattamento psicoanalitico*, in *Il piacere e l'oggetto. Scritti 1952-1963*, Astrolabio, Roma 1992.
Freud S., *Progetto di una psicologia*, in *Opere Complete*, vol. 2, Boringhieri, Torino 1989.
Freud S., *Le prospettive future della psicoterapia psicoanalitica*, in *Opere Complete*, vol. 6, Boringhieri, Torino 1989.
Freud S., *Nota sull'inconscio*, in *Opere Complete*, vol. 6, Boringhieri, Torino 1989.
Freud S., *Psicologia delle masse e analisi dell'Io*, in *Opere Complete*, vol. 9, Boringhieri, Torino 1989.
Freud S., *Inibizione, sintomo e angoscia*, in *Opere Complete*, vol. 10, Boringhieri, Torino 1989.
Gabbard G., *La professione dello psichiatra*, Raffaello Cortina, Milano 2013.
Gaddini E., *Il Sé in psicoanalisi*, in Atti del Congresso *La nascita psicologica e le sue premesse neurobiologiche*, YES Mercury, Roma 1984.
Gaddini E., *Sui fenomeni costitutivi del controtransfert*, in *Scritti*, Raffaello Cortina, Milano 1989.
Galimberti U., *Il corpo*, Feltrinelli, Milano 1984.
Gallese V., *Dai neuroni specchio alla consonanza intenzionale*, in «Rivista di Psicoanalisi», LIII: 197-208, 2007.
Gislon M., *L'integrazione degli interventi*, in *Psicoanalisi e Psichiatria*, a cura di Berti Ceroni G. e Correale A., Raffaello Cortina, Milano 1999.

Imbasciati A., *Sviluppo psicosessuale e sviluppo cognitivo*, Il Pensiero Scientifico, Roma 1983.

Jung C., *Tipi psicologici*, Boringhieri, Torino 1968.

Kandel E., *Un nuovo contesto intellettuale per la psichiatria*, in *Psichiatria, psicoanalisi e nuova biologia della mente*, Raffaello Cortina, Milano 2007.

Kandel E., *La biologia e il futuro della psicoanalisi: una rilettura di "Un nuovo contesto intellettuale per la psichiatria"*, in *Psichiatria, psicoanalisi e nuova biologia della mente*, Raffaello Cortina, Milano 2007.

Kohut H., *Introspezione ed empatia*, Boringhieri, Torino 2003.

Lapierre A., Aucouturier B., *Il corpo e l'inconscio in educazione e terapia*, Armando, Roma 1982.

Laplanche J, Pontalis J.-B., *Enciclopedia della psicanalisi*, Laterza, Roma-Bari 1974.

Mahler M., *La nascita psicologica del bambino*, Boringhieri, Torino 1978.

Mancia M., *Sentire le parole*, Boringhieri, Torino 2004.

Mancia M., *Come le Neuroscienze possono contribuire alla Psicoanalisi*, in Siracusano A., Rubino A., *Psicoterapia e Neuroscienze*, Il Pensiero Scientifico, Roma 2006.

Merleau-Ponty M., *Fenomenologia della percezione*, Bompiani, Milano 2009.

Money Kyrle R., *Scritti 1927-1977*, Boringhieri, Torino 2002.

Mortara Garavelli B., *Manuale di retorica*, Bompiani, Milano 1989.

Omero, *Iliade*, Mondadori, Milano 1953.

Paolini M., *Chi sei tu per me?*, Erikson, Trento 2009.

Piaget J., Inhelder B., *La psicologia del bambino*, Einaudi, Torino 1970.

Pinotti A., *Empatia*, Laterza, Bari 2011.

Platone, *Apologia di Socrate*, Laterza, Bari 1964.

Puliga D., Panichi S., *In Grecia*, Einaudi, Torino 2007.

Racker H., *Sulla tecnica psicoanalitica. Transfert e controtransfert*, Armando, Roma 1991.

Ricoeur P., *La persona*, Morcellana, Brescia 2002.

Ricoeur P., *La metafora viva*, Jaca Book, Milano 2010.

Rogers C., *Un modo di essere*, Martinelli, Firenze 1993.

Rogers C., *La terapia centrata-sul-cliente*, Martinelli, Firenze 2000.

Saraval A., *La tecnica classica e la sua evoluzione*, in *Trattato di Psicoanalisi – vol. I*, a cura di Semi A.A., Raffaello Cortina, Milano 1980.

Sartre J.-P., *L'essere e il nulla*, Il Saggiatore, Milano 1991.

Schilder P., *Immagine di sé e schema corporeo*, FrancoAngeli, Milano 1984.
Shore A., *La regolazione degli affetti e la riparazione del Sé*, Astrolabio-Ubaldini, Roma 2008.
Siegel D.J., *La mente relazionale*, Raffaello Cortina, Milano 2001.
Sini C., *Il gioco del silenzio*, Mondadori, Milano 2006.
Sroufe A., *Lo sviluppo delle emozioni. I primi anni di vita*, Raffaello Cortina, Milano 2000.
Stein E., *L'empatia*, FrancoAngeli, Milano 1992.
Stern D.N. e Coll., *Non-interpretative mechanisms in psychoanalytic therapy*, in «Int. Journal of Psycho-Analysis», 79: 903-921, 1998.
Stern D.N., *Il momento presente*, Raffaello Cortina, Milano 2005.
Ulrich F., *L'uomo come bambino*, LAS, Roma 2013.
Winnicott D.W., *Dalla pediatria alla psicoanalisi*, Martinelli, Firenze 1975.
Winnicott D.W., *Gioco e realtà*, Armando, Roma 1981.
Winnicott D.W., *Sviluppo affettivo e ambiente*, Armando, Roma 1981.
Winnicott D.W., *La famiglia e lo sviluppo dell'individuo*, Armando, Roma 1992.

Made in the USA
Monee, IL
04 November 2026

67381349R10046